経営を安定させる歯科チーム医療〜スタッフの能力開発は職能給から〜

監修　高津茂樹・橋本佳潤

経営を安定させる歯科チーム医療
スタッフの能力開発は職能給から

2000年11月10日	第1版第1刷
2003年 2月10日	第1版第2刷

監　修　高津茂樹　橋本佳潤

執　筆　高津茂樹　植木清直　橋本佳潤　伊東昌俊
　　　　片山繁樹　高田晴彦　近藤いさを　中山博子

発 行 人　佐々木 一高

発 行 所　クインテッセンス出版株式会社
　　　　　東京都文京区本郷3丁目2-6　〒113-0033
　　　　　クイントハウスビル3F　電話（03）5842-2275

印刷・製本　横山印刷株式会社

Ⓒ2000　クインテッセンス出版株式会社　禁無断転載・複写
printed in Japan　　　　ISBN 4-87417-661-5　C3047
定価は表紙カバーに表示してあります。

経営を安定させる 歯科チーム医療

スタッフの能力開発は職能給から

■監修
高津茂樹/橋本佳潤

■執筆
高津茂樹/植木清直/橋本佳潤/伊東昌俊/
高田晴彦/片山繁樹/近藤いさを/中山博子

クインテッセンス出版株式会社 2000
Tokyo, Berlin, Chicago, London, Paris, Barcelona, São Paulo, Moscow, Prague, Warsaw

序

働きがいをつくり、経営を安定させる 歯科チーム医療

　本書は、医療スタッフの働きがいをつくり、経営を安定させる歯科チーム医療の運営術をわかりやすく実践しやすいようにまとめたものです。日本歯科医療管理学会歯科チーム医療研究委員会が、昭和62（1987）年に発足してから12年間研究し、実践し、発表してきた成果の一部でもあります。

　質の高い歯科医療サービスを提供し続けるためには、熟成した歯科チーム医療が必要です。同時にそれを維持していくためにはよく鍛えられた医療スタッフを確保することがどうしても必要となります。

　しかし、よく鍛えられた医療スタッフを確保し続けるには、従来の、勤続年数が長くなれば自動的に昇給するという給与の仕組みのままでは、人件費が膨れ上がり、歯科診療所の経営を圧迫するようになります。

　とはいっても、人件費が膨らまないように診療報酬の減収にあわせて切り詰めようとすると、継続して働ける環境の維持が難しくなり医療スタッフの働く意欲を高め、成長意欲を刺激し続けることが困難になりやすいのです。

　「医療スタッフには長く働き続けてほしい。でも、そうなると人件費が膨らんで、診療所の経営が危うくなる」

　そんな経営歯科医師の抱えている問題を解きほぐすことが必要になってきます。

　そこで、熟成度の高い歯科チーム医療を維持しつつ経営を安定させ、スタッフの働きがいを高め、成長する意欲を阻害しない、人のために役立っていると満足することのできる歯科チーム医療の運営術を編み出すことを考えていかなくてはなりません（図1）。

私たちは、いつもふれあいを必要とする人間である

　図1に示す「歯科医療サービス従事者に共通な欲求」「経営歯科医師の欲求と危惧」「医療スタッフの欲求」は、かなり矛盾しているように見えますが、私たち一人ひとりは人間であるという見方から対応すると、問題の本質的な解決に迫れるのです。

　私たちはいつもふれあいを必要としている人間であり、相互に支え合いを必要としています。仕事の出来映えや人財の評価は、そのようなふれあいの場を提供する良い機会です。ここに取り上げた、医療スタッフの働きがいをつくり、経営を安定させる歯科チーム医療の運営術は、人間が持っている「ふれあいの欲求」を満足させる歯科診療所の経営の仕組みです。

序

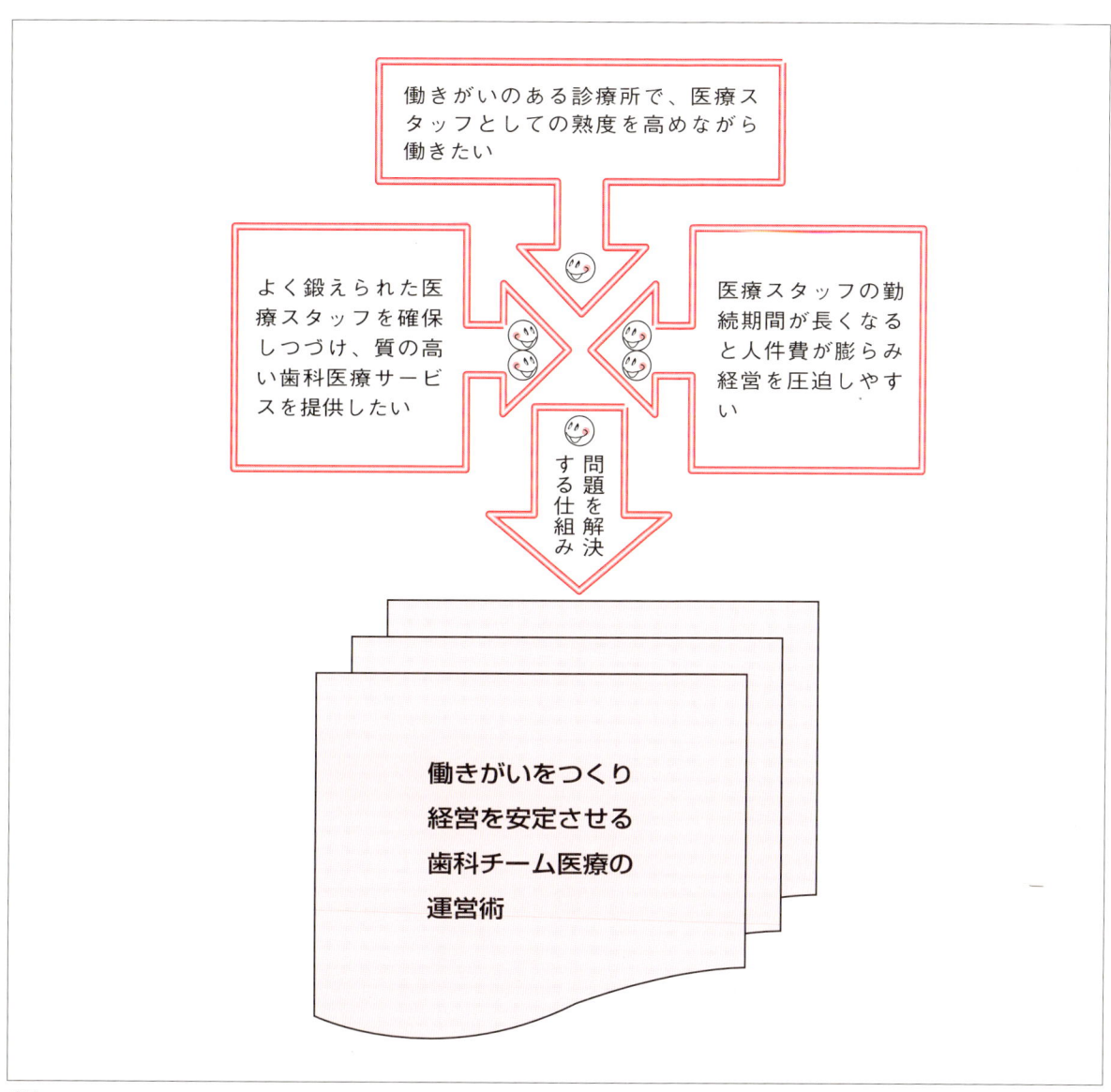

図1 経営を安定させるための歯科チーム医療の展開。

　本書の共同執筆者である植木清直氏が、平成11年12月27日に急逝されました。
多くのご指導に深謝し、哀悼の意を表します。本書を御霊前に捧げます。

目 次

プロローグ　歯科医療はチーム医療

1. 働きやすさをつくる……働きがいのある状況が整っていますか？ ……… 12
2. 満足度を高める……人に役立つ機会をたくさん持っていますか？ ……… 13
3. 仕事の質を高める……質の高い仕事を達成する育成・評価の仕組みが整っていますか？ ……… 14
4. 効率的な仕組みを整える……能力、仕事、賃金を高める仕組みになっていますか？ ……… 15

第1部　職能給は出来映えを評価すること・待遇が良くなること

第1章　職能給は出来映えを評価すること

1-1-1　職能給と評価 ……… 20
1. 職能給とは ……… 20
2. なぜ評価するのか ……… 21
3. 評価の仕組み ……… 23
4. 何をどう評価するのか ……… 24
5. 評価結果の伝え方 ……… 24
6. 評価結果の生かし方 ……… 25

第2章　職能給は待遇が良くなること

1-2-1　損益構造から見る職能給 ———————————— 28
1．損益構造図を見てみると ----------------------------- 28
2．診療報酬をリンゴに例えてみると、医業費用は ---------- 29
3．歴年別1診療所あたりの収支決算表 ------------------- 30
4．リンゴを大きくして、職能給を導入する --------------- 31

1-2-2　職能給を取り入れるために
　　　　　ースタッフ全員共通の目標を持つー ———————— 32
1．リンゴ（診療報酬）を大きく育てる ------------------- 32
2．リンゴの果肉（医業総利益）を大きくする ------------- 33
3．成果配分する ------------------------------------- 34

第2部　さあ、始めよう職能給

第1章　職能給を始めるための手順と様式

2-1-1　難易度別にスタッフの職務を整理する
　　　　　（職務難易度表の作成） ———————————— 38
1．職務難易度表のつくり方 --------------------------- 38

2-1-2　仕事の内容と程度（職務基準表の作成） ——————— 42
1．職務基準表のつくり方 ----------------------------- 42
2．職務基準表作成での注意点 ------------------------- 43
3．表の見方（具体例） ------------------------------- 43

2-1-3 必要な能力（職能要件明細表の作成） ── 54
　1．職能要件明細表のつくり方-------------------------------54
　2．職能要件明細表の見方---------------------------------55

2-1-4 評価表をつくって評価をする ── 73
　1．評価までの手順-------------------------------------73

第2章　職能給の計算

2-2-1 評価して、得点を出す ── 80
　1．評価の方法---------------------------------------80
　2．設定、評価の期間と時期-------------------------------82
　3．評価項目--82
　4．評価段階--82
　5．各職務のウエイトづけ---------------------------------82
　6．総合得点--83
　7．各評価に対する待遇面への反映割合・ウエイトづけ--------------83
　8．職種別事例--------------------------------------83

2-2-2 給与と賞与の算出 ── 100
　1．歯科医院の給与制度の考え方----------------------------100
　2．人件費の配分-------------------------------------100
　3．ウエイトづけ--------------------------------------101
　4．スタッフの給与・賞与の計算手順-------------------------101
　5．計算例---105

第3部 働きがいをつくる能力開発

第1章 働きがいと満足度

3-1-1 スタッフの働きがいと満足度 ─── 112
1. スタッフの定着を促進させる要因 ---------- 112
2. スタッフの成長を動機づける要因 ---------- 112
3. 成長欲求・存在欲求を満足させる職場づくり ---------- 112

3-1-2 レーダーチャートで医院の問題発見 ─── 114

第2章 能力開発

3-2-1 能力開発へ評価を生かす ─── 122
1. 能力開発カードを使う ---------- 122
2. 評価から能力開発へ ---------- 123
3. 動機づけ ---------- 125

3-2-2 再評価のフィードバック ─── 127
1. いつ行うか ---------- 127
2. 仕事始めの情報、仕事が終わった情報 ---------- 128
3. 成果＝知識×技能×条件×意欲 ---------- 130
4. やる気にさせるには ---------- 131
5. 目標設定のポイント ---------- 131
6. 行動変革 ---------- 132
7. 個別面談を成功させるために ---------- 133

付録

監修・執筆者一覧

■ 監修（敬称略）

高津茂樹（たかつしげき）（神奈川県・横浜市・高津歯科医院院長）

橋本佳潤（はしもとよしじゅん）（千葉県・千葉市・一橋歯科クリニック院長）

■ 執筆（敬称略）

高津茂樹（たかつしげき）（神奈川県・横浜市・高津歯科医院院長）

植木清直（うえききよなお）（株・アスノ経営管理社医業研究所，医業経営コンサルタント）

橋本佳潤（はしもとよしじゅん）（千葉県・千葉市・一橋歯科クリニック院長）

伊東昌俊（いとうまさとし）（神奈川県・横浜市・伊東歯科医院院長）

高田晴彦（たかだはるひこ）（神奈川県・横浜市・高田歯科医院院長）

片山繁樹（かたやましげき）（神奈川県・横浜市・片山歯科医院院長）

近藤いさを（こんどういさを）（日本大学松戸歯学部附属歯科病院歯科衛生士主任）

中山博子（なかやまひろこ）（国立感染症研究所口腔科学部非常勤勤務）

　本書は、「日本歯科医療管理学会・歯科チーム医療研究委員会」が1987年より研究し、発表してきた成果をまとめたものです。

プロローグ

歯科医療はチーム医療

プロローグ

歯科医療はチーム医療……チームで業績向上を図っていますか？

> 　医療は対人サービスですから、医師やスタッフが患者さんや家族に対面して医療行為を提供することになります。この対面サービス行為を通じて良い患者さんや良いスタッフが育ち、信頼される医療サービスが継続して行われやすくなります。
> 　したがって、歯科医療にあたる全員が協力し合いながら、患者さんを中心として質の高い歯科医療に取り組み、「歯科チーム医療」で業績を向上させていく考えが必要です。そのためにも院長は、実現したい歯科医療の夢を伝え続けましょう。

１．働きやすさをつくる……働きがいのある状況が整っていますか？

今までのあなた……

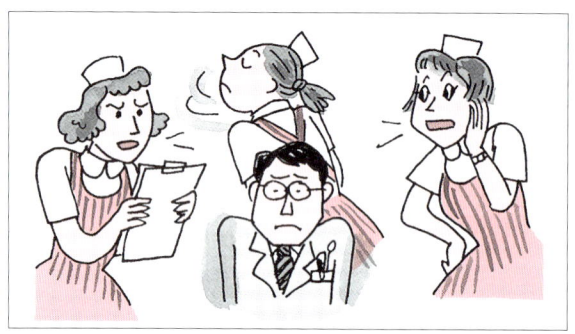 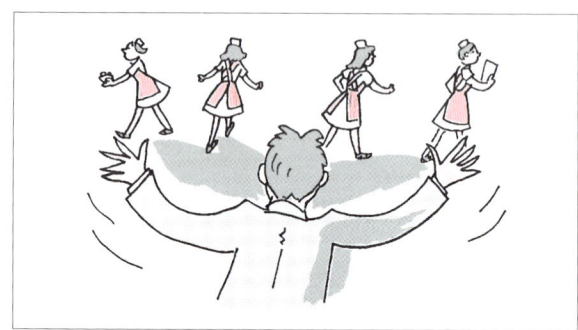

①院長が望んでいることがわからないと言われた。
②診療をしていて「ふっ」とこんなはずじゃないのにと思うことがある。
③なんとなく診療をこなしているように思える。
④チーム一丸となりたいと思っている。

- 安定した質の高い歯科医療を行うためには、医療担当者全員がより良い人間関係に基づいた、働きがいのある職場の整備が前提です。
- そのためには、採用方法や採用後の教育そして退職までの労働条件を見直し、雇用者である歯科医師も医療スタッフも、仕事を行ううえでの必要な知識を持つことが不可欠です。
- まず実現したい医療サービスについて、医療理念や診療方針を明確にして全員に理解してもらいます。次に経営、診療、人事、労務についての活動方針をつくり、職員の成長欲求を満足させる職場づくりを図ります。

プロローグ

2．満足度を高める……人に役立つ機会をたくさん持っていますか？

今までのあなた……

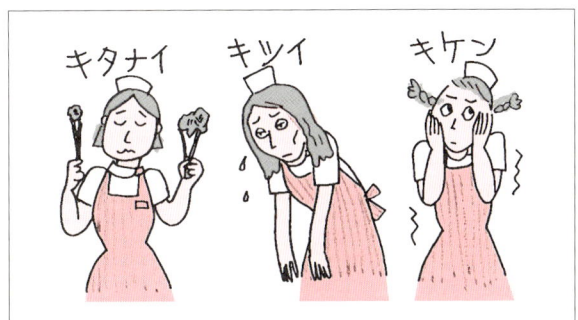
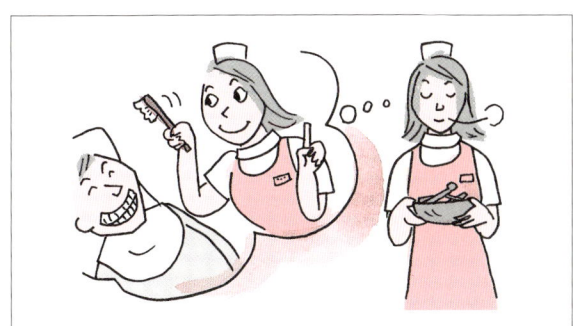
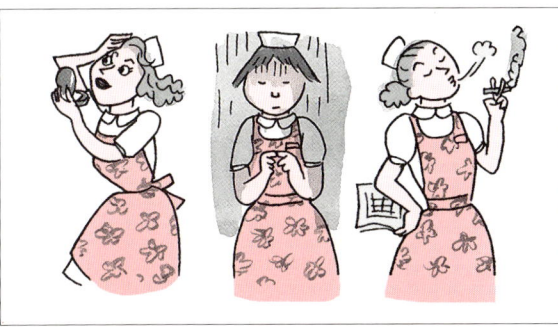
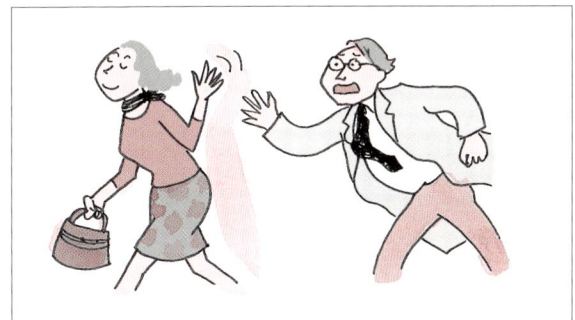

①スタッフの待遇をよくしてあげたい気持ちはあるが、それができない。
②3Kのイメージを変えてあげたい。
③歯科衛生士の仕事がしたいと言われた。
④院長はスタッフにとって働きやすい診療所だと思っている。
⑤いいスタッフが揃わない。
⑥スタッフの入れ替わりが激しい。
⑦スタッフがなかなか定着しない。

・定着を促進する要因としての、就業規則、労働時間、休日、有給休暇、給与・賞与、福利厚生、設備・機器など基本的な環境条件をまず整備します。
・同時に、働く意欲を高める動機づけ要因を充実し、向上させます。その要因は、院長の診療への取り組み方、患者さんへの接し方、インフォームドコンセントの進め方、スタッフ業務の掌握、スタッフへの接し方、チーフの育て方、スタッフの勉強会・研修会・自己啓発への援助などです。

プロローグ

3．仕事の質を高める……質の高い仕事を達成する育成・評価の仕組みが整っていますか？

> 今までのあなた……

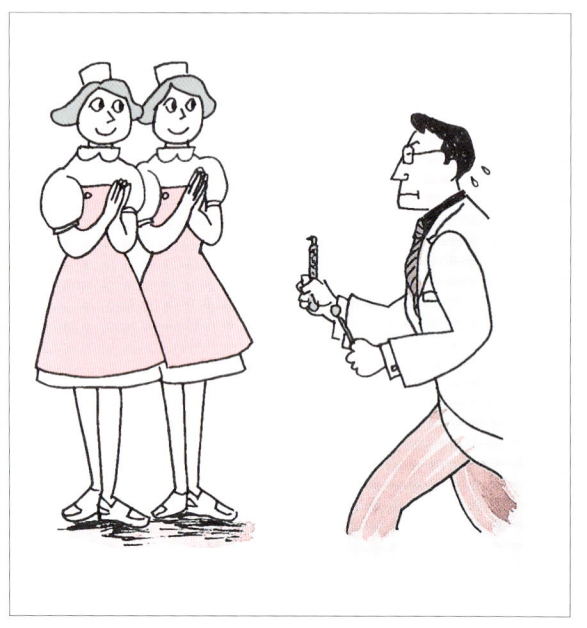 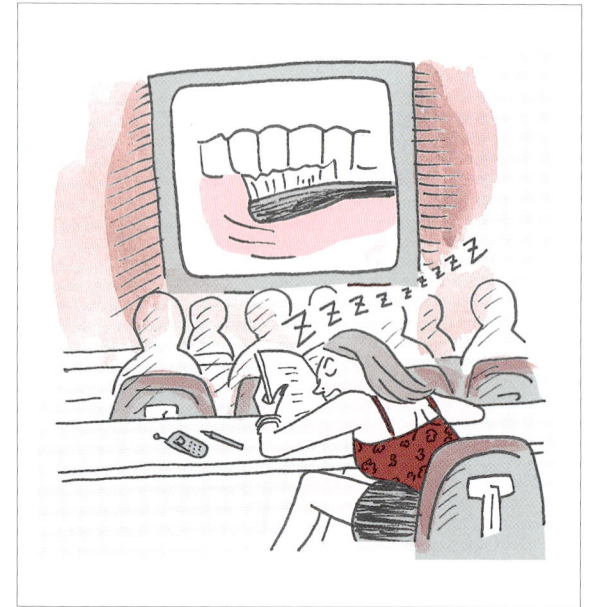

①指示を出さないとスタッフが動かない。
②スタッフの気がきかない。
③院長の要求が多いと言われた。
④スタッフにもっと勉強してもらいたいと思っている。
⑤チーム力をあげたい。
⑥スタッフがなかなか育たない。

・患者さんや全従事者の満足度を高め、より質の高い歯科医療を行うためには、スタッフの技能を早期に育成し、動機づけていく必要があります。
・仕事の分担や内容、仕事を行うための手順など、誰が何をどうするのか、誰が何をどの程度するのかを明確に指示し、期間ごとの目標を立てて適正に評価する仕組みを整理します。

プロローグ

4．効率的な仕組みを整える……能力、仕事、賃金を高める仕組みになっていますか？

今までのあなた……

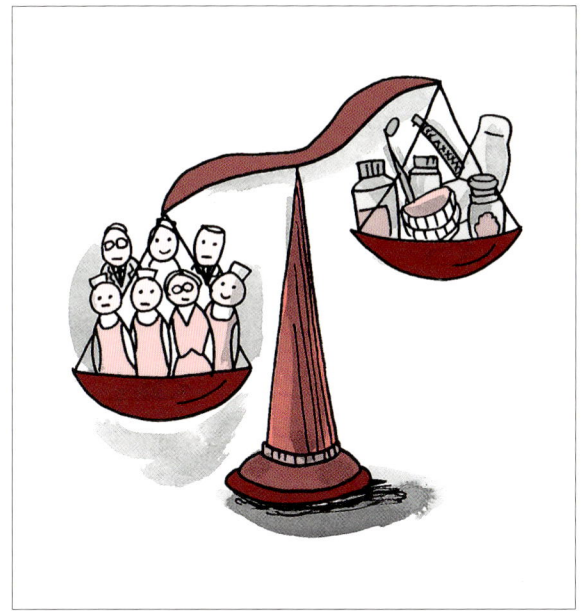
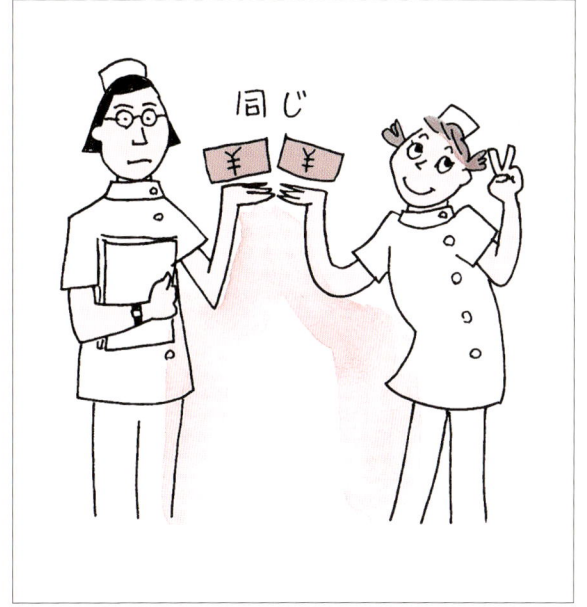

①借金返済は順調ですか？
②原価償却分はどこにいっていますか。
③所得税の特借法で浮いた分は残っていますか。
④残ったお金は全部使えると思っていませんか。
⑤総利益が減った時に給料も減っていますか。
⑥どんなに働いても給料が同じと言われた。
⑦人件費が他の経費を圧迫してきた。
⑧能力に見合った賃金体系ができるようにと考えている。
⑨スタッフの能力に比べて給料が高いように思う。
⑩スタッフに給料が安いと言われた。

・高齢化、低成長化、価値観の変化などの社会的な影響は、職員の処遇にも影響します。経営安定と共に、職員の待遇改善、評価と育成の3つの大きな要素から、効率的な組織づくりが急務です。

・これまでの年齢給、職務給、年功給は、人件費の増大や能力開発には対応しにくくなっています。職能給による能力や成果を評価した、能力給・業績給の導入が必要となります。

第1部

職能給は出来映えを評価すること・
待遇が良くなること

第1章

職能給は出来映えを評価すること

1-1-1 職能給と評価

> 診療所の経営効率と仕事の質を向上させるには、次の2つの項目が効果的に機能している必要があります。
> 　1つ目は、スタッフの仕事の質を高めるために、目標達成満足度によってスタッフ自身が動機づけられ、さらに高い目標を持った仕事を行い、その出来映えを評価することです。
> 　2つ目は、能力・業績・行動に応じて、診療所の成果を配分することです。
> 　そのためには、知識・技能・経験などからスタッフの能力に応じたランク分けを行い、誰が何をどの程度行うのか、何をどうすればよいか基準を設定します。この基準によって出来映えを評価し待遇します。基準がなければ評価も給与も曖昧のままです。

1．職能給とは

1）これまでは、精勤・皆勤など各種の手当を含みスタッフの生活を安定させるために支払う「生活給」や、学歴や勤続年数を加えて支払う「年功給」がとられてきました。

2）しかしながらスタッフの能力を開発して活用し、診療所の業績を向上させ活性化するためには、スタッフの能力に応じた待遇をする必要があります。少子高齢化、低成長化、価値観の多様化などの社会的変化に対応するためには、能力開発を進め、働きがいのある職場づくりを通じて、合理的・効率的な経営が望まれるからです。

3）スタッフの能力に応じてランク分けをし、仕事の結果や過程を評価して支払う「能力給」や成果に応じて支払う「業績給」を考えた能力主義の組織は、人件費コストからも「職能給」と呼びます(図1)。能力とは、これまでに身に付けた知識や技術や経験から得たもので、毎日の仕事を通じて発揮する能力を実力といいます(図2)。保有能力は、身に付けている技術の高さや習熟した程度で、何をどれだけできそうかを含めた能力です。人事評価では、仕事を通じて発揮した能力や、現在到達している能力の程度を判定することになります。

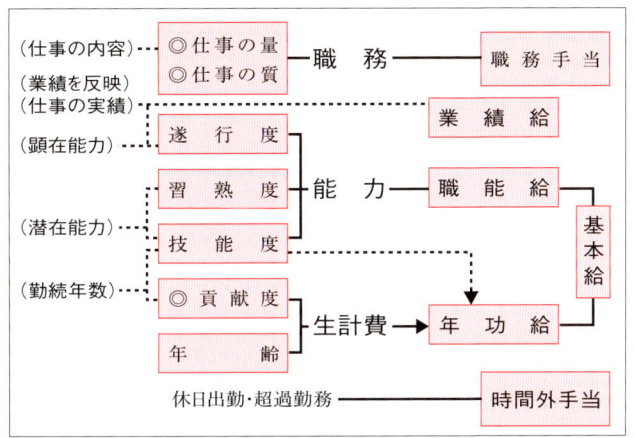

図1　給与体系。

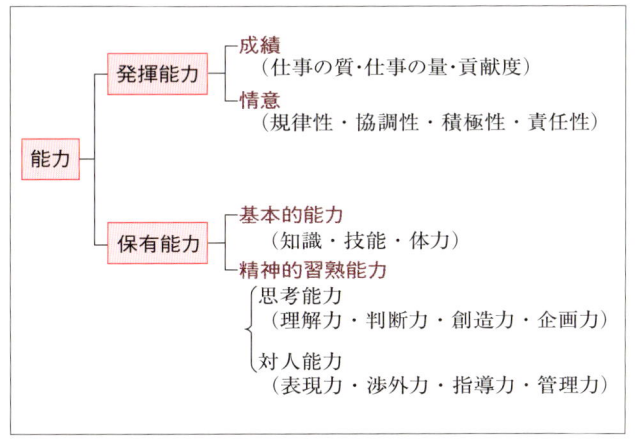

図2　能力の体系。

2．なぜ評価するのか

1）職能給とは、能力を開発する、能力に応じた待遇をすること、業績を向上させることの3つですから、「歯科チーム医療の仕組み」（図3）のように、仕事を行ううえで、はじめに能力に応じたスタッフのランク分けを行います。
　この目的は次の2つです。
①スタッフの技能を早期に育成し、動機づけて仕事の質を高めること。
②能力や業績に応じた職能給を導入して、歯科診療所経営の安定に役立てる。
2）能力別にランク分けした基準表に照らして、次の3つを組織として見なければなりません。
①発揮能力……現在担当している仕事をやりこなす能力がどの程度あるか。
②業績・成果……現在持っている能力がどの程度発揮されたか、その過程はどうか。
③行動特性……仕事に取り組む姿勢や意欲はどうか。
　このような基準（絶対基準）について、客観的に公正に評価した結果が待遇に結びついていくことになります。

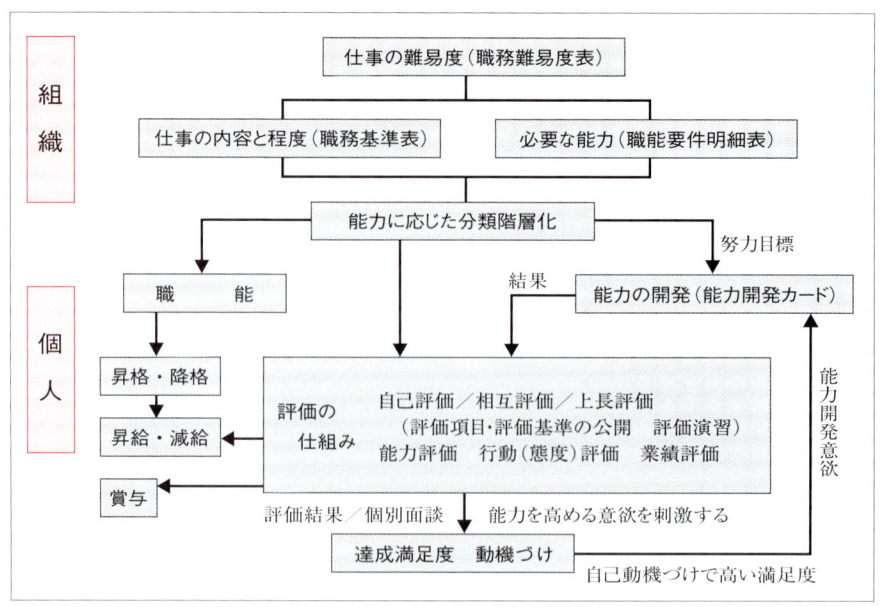

図3 歯科医療チームの仕組み。働きがいをつくり、経営を安定させるためのシステムは、本図のように整理されます。本書では、この流れに沿って歯科チーム医療を行い、待遇改善や評価育成を考えています。

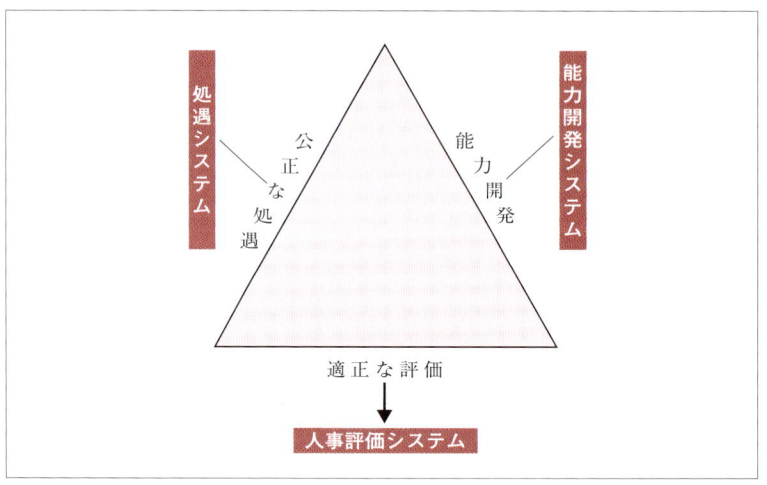

図4 能力主義の考え方。

3）能力主義の考え方は、次の3つの柱からなっています（図4）。
①適正な評価→人事評価システム
②能力開発　→能力開発システム
③公正な処遇→処遇システム

3．評価の仕組み(図5、6)

4）評価する目的は、職能給を導入することと共にスタッフの育成にありますから、一定の期間を区切り、期間中の行動や成果をスタッフ自身にも納得してもらわなければなりません。スタッフへ期待する「仕事の内容と程度」（職務基準）と、「必要な能力」（職能要件）を初めに伝えます。

期間中は、期待どおりの仕事をしているかどうかを基準に照らして、**観察**し、**分析**し、**記録**します。これを人事評価では「3つの判断行動」といいます。このためには、行動観察記録表や評価表を用いて、上長（チーフや院長）が記録・評価します。同時に本人も自分の行動や仕事ぶりについて記録します。相互の評価結果について個別に面談し、その結果から次期目標を設定します。

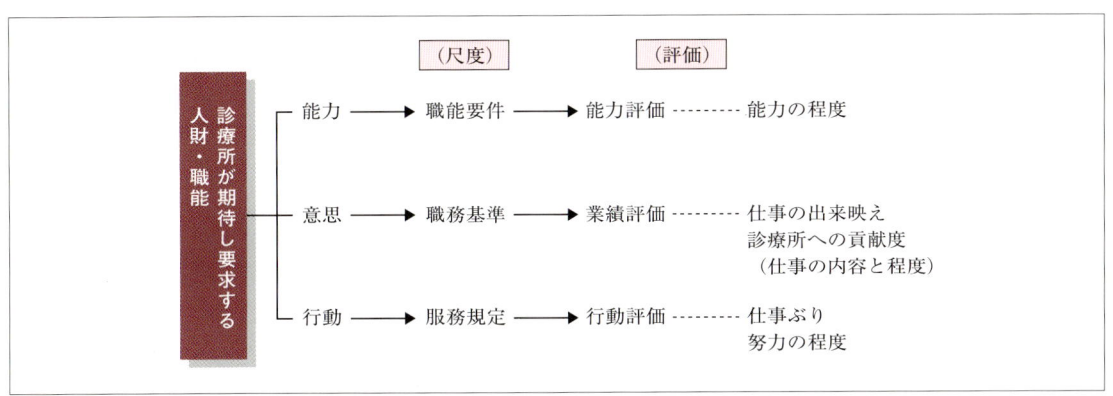

図5　人事評価の仕組み。

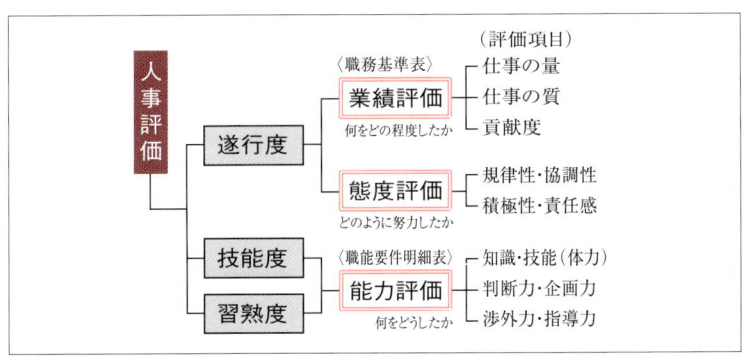

図6　人事評価の構成内容。

4. 何をどう評価するのか

1）通常は3ヵ月～6ヵ月ごとに、次の3つの評価表を用いて評価します。
①能力評価表……現在どのような能力を持っているか。
②行動評価表……過程としての行動はどうであったか、どのように努力したか。
③業績評価表……どのように行ったか、その成果はどうであったか。

2）能力と業績との関係は図7のようになります。

評価は客観的で公正でなければなりません。評価にはそれなりの訓練を要します。

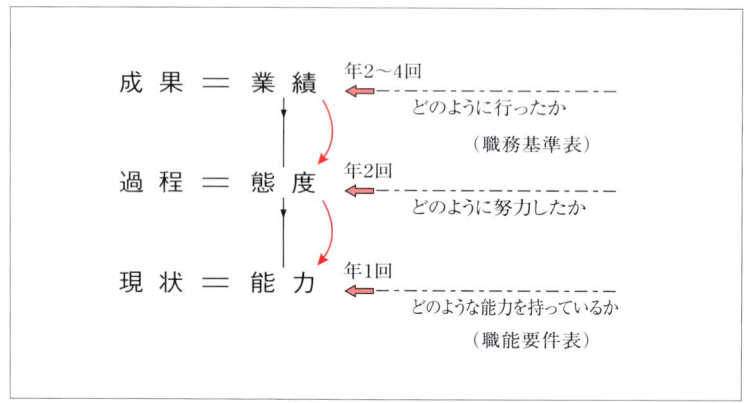

図7　能力と業績との関係。

3）評価のランクは、基本的には次の5段階の基準を作り、欠勤や遅刻も補足します。
S：非常に優れている。
A：優れている。
B：標準的・良好。
C：やや劣る。
D：劣っている。

重要な仕事や比較的簡単な仕事などがあるので、項目の重要度によってウエイトづけをします。

5．評価結果の伝え方

1）評価の結果は、本人と上長、院長のそれぞれの評価内容について、個別に伝えます。個別面談は、期間ごとに1回以上行い、その他にも定例のフォローアップのための個人面談が有効です。この目的は達成の満足度を高め、能力を開発することを動機づけることです。
2）そのためには次の2つが大切です。
①達成できたことを確認し、賞賛する。
②達成できなかった場合は、問題点を話し合い、達成の方法を具体的に伝える。

6．評価結果の生かし方

3）「仕事の内容と程度」（職務基準）と「必要な能力の程度」（機能要件）は伝えられているので、何が不足し、何ができたかがわかります。本人が気づいた能力不足の部分や、やってみようと考えたこと、期待されたことを能力開発の課題とします。
4）人事管理の3大目的は、このように**評価・育成・待遇**にあります。診療所として期待する職能の達成度により、「職能給」という賃金制度でその成果や能力に報いることになります(図8)。

給与については、能力・行動・業績における3ヵ月ごとの評価を、賞与については、業績・行動における6ヵ月ごとの評価の結果を反映させます。職位、職格は1年間を対象とします。

全体的な大きな流れとしては以上のようになります。
スタッフが働きがいを持ち、経営が安定した効率の良い診療所の機能をさらに高めるために、第2部から具体的に検討していきましょう。

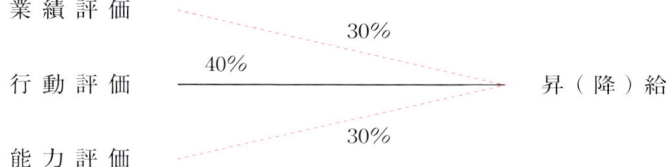

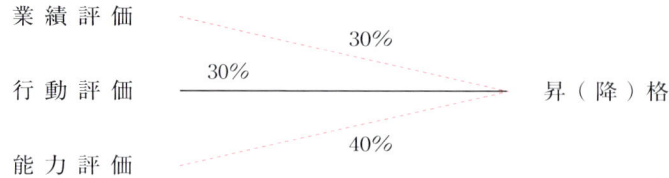

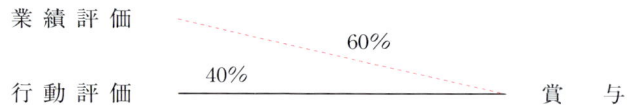

評価	給与評価					職格評価					賞与評価			
	極初級	初級	中級	上級	特級	極初級	初級	中級	上級	特級	初級	中級	上級	特級
業績評価		10	30	50	60	10	20	30	40	40	40	60	80	90
行動評価	80	70	40	20	10	60	50	30	20	10	60	40	20	10
能力評価	20	20	30	30	30	30	30	40	40	50				

図8 人事評価と処遇。

第2章

職能給は待遇が良くなること

1-2-1 損益構造から見る職能給

> 働きぶりにかかわらず、定期的に必ず昇給する年功序列型の給与・賞与体系では、診療報酬が停滞、または減少している現在、人件費が特に他の経費を圧迫するようになってきました。
> この対策として診療報酬を増加させること、そして能力や業績などに応じた給与・賞与体系の確立が必要となります。
> 職能給を導入する前に、損益構造図で診療報酬と人件費および利益の関係を見てみましょう。

1. 損益構造図を見てみると

診療報酬 ①	医業原価				
	医業総利益 ②	医業費用 ③	人件費	給与	スタッフ
					専従者
				賞与	スタッフ
					専従者
			福利厚生費		
			諸経費		
			利益 ④		

図1　損益構造図。

1）損益構造図からわかること。

　決算書（損益計算書と貸借対照表）のうち損益計算書は、一定期間内にどれだけの売上と経費、さらに差額としての利益が発生したのかを示したもので、図1のように表すことができます。

①収益＝売上＝診療報酬

②医業総利益＝診療報酬－医業原価

　診療収入から材料費と技工料（医業原価）を差し引いたものが医業総利益、つまり荒利になります。

③医業費用＝人件費＋諸経費

　スタッフと専従者の給与・賞与そして福利厚生費からなる人件費とその他

諸経費を含めたものが医業費用となります。
④医業総利益－医業費用＝利益
　診療報酬から医業原価(材料費と技工料)を支払い、さらに医業費用(人件費と諸経費)を支払った残りが利益となります。

2．診療報酬をリンゴに例えてみると、医業費用は

1）診療報酬をリンゴに例えてみると、損益構造図がわかります(図2)。
　　今坂朔久(付加価値生産性と成果配分、中央糸在社1964、p233を改変)によると、付加価値生産性と成果配分はリンゴに例えられています。
①リンゴ全体が診療報酬となります。
②リンゴのタネは医業原価となります。
③リンゴの果肉の部分は、医業費用と利益になります。
④リンゴ自体の大きさが変わらず、人件費分のリンゴの果肉が多くなれば、利益分のリンゴの果肉は少なくなります。

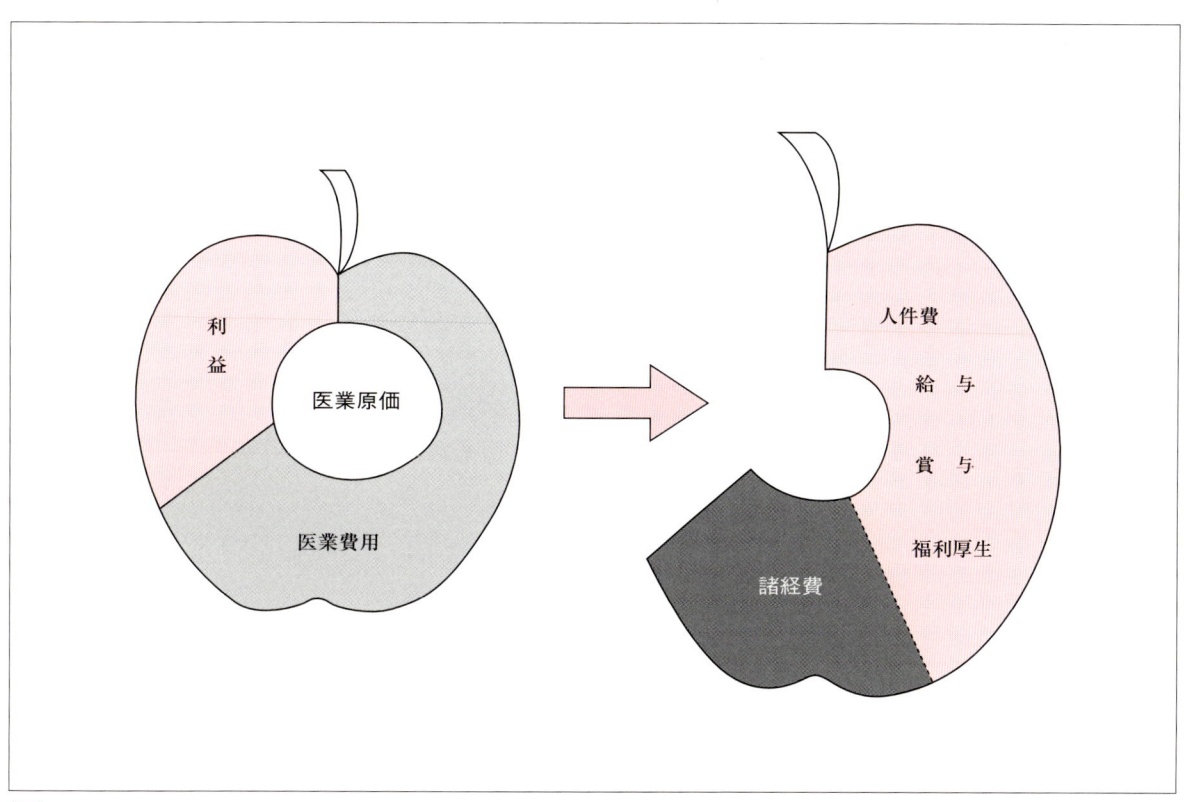

図2　診療報酬をリンゴで表す。

3. 歴年別1診療所あたりの収支決算表

　図3は収支決算表のうち診療報酬、人件費、利益の年次変化を折れ線グラフで表示したものです。

1）歴年別1診療所あたりの収支決算表(図3)からわかること。

（平成9年度分歯科医療経営内容調査検討資料：日本歯科医師会歯科医師青色申告会全国連合会編）

①自由診療が減少しているのに対して、保険診療の多少の増加により、診療報酬はほぼ横ばいの状態となっています。

②医業原価は、横ばい状態となっています。

③専従者給与は、おおむね定着しています。

④給与賃金は平成9年度を除き増加傾向となっています。

⑤その他経費はわずかながら増加しています。

⑥申告所得金額は多少の変動があるものの、総じて減少傾向となっています。

⑦一般的に、年数の経過と共にスタッフの能力・業績の上昇カーブは鈍化していく傾向が見られます。

⑧この状態で、従来の定期的に必ず昇給する年功序列型の給与・賞与体系を続けていけば、申告所得金額はますます減少していくことになります。

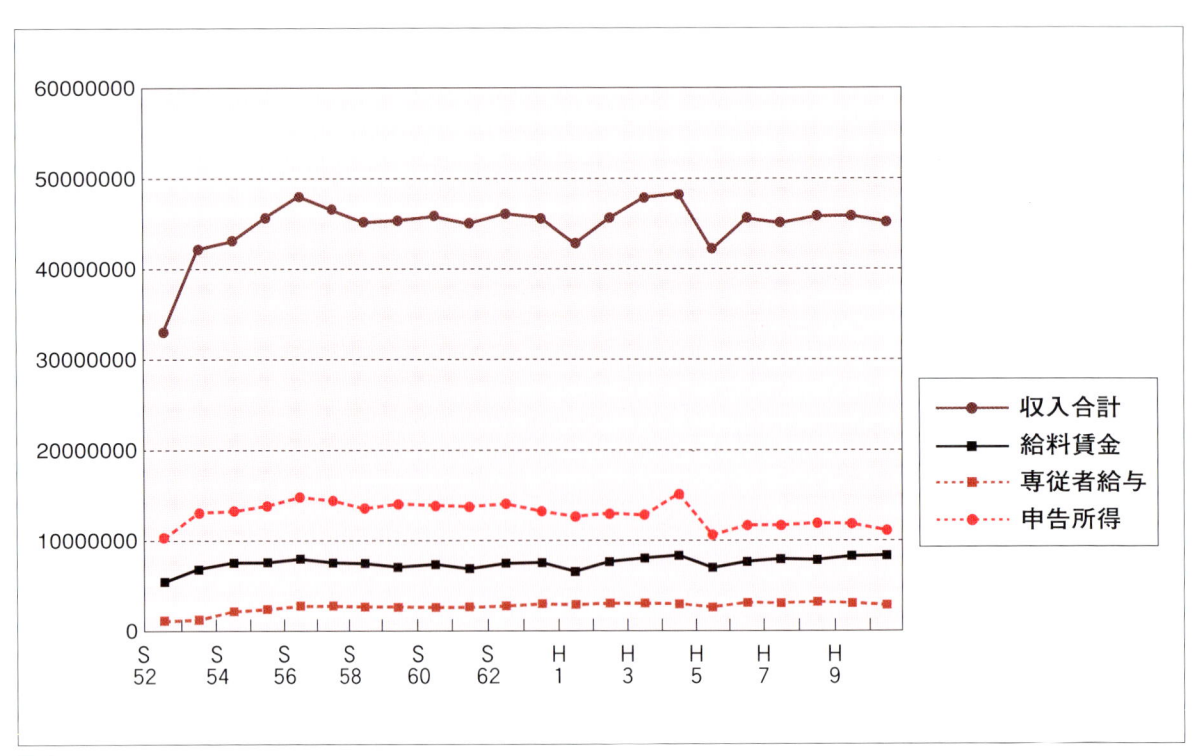

図3　年功型の給与・賞与体型では。

4．リンゴを大きくして、職能給を導入する

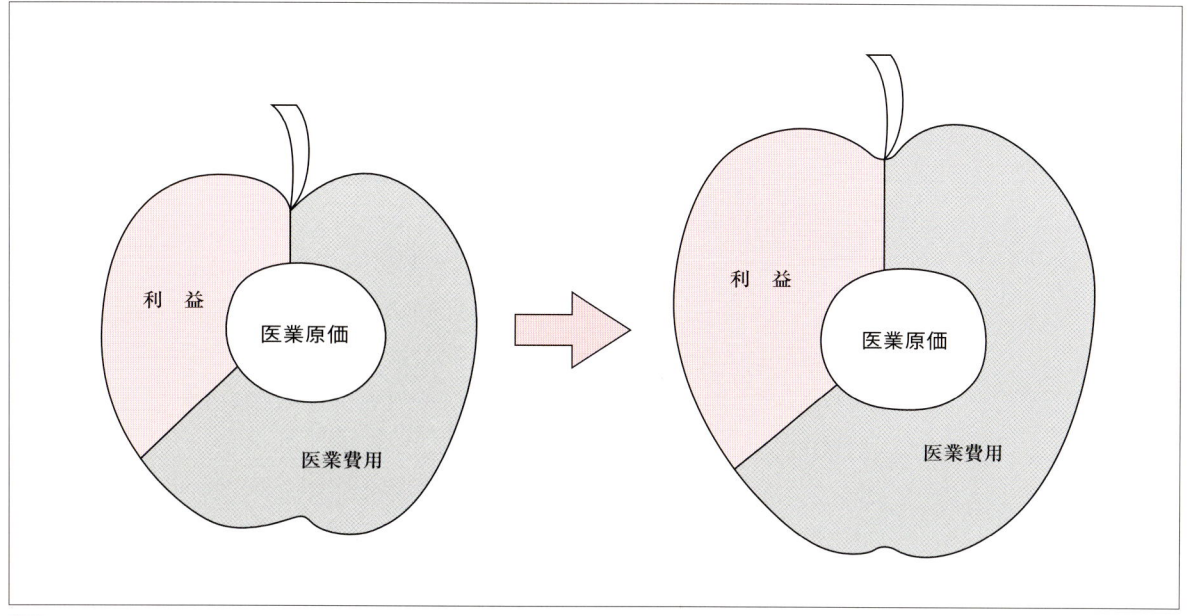

　図4　職能給を導入するにはリンゴを大きくする。

1）リンゴに例えてみると職能給の良さがわかります(図4)。
　利益がますます減少する傾向に対して、打つ手は2つ考えられます。その1つは、診療報酬、つまりリンゴの実(医業総利益)を大きくすることです。
　スタッフの給与・賞与を増やしたい、なおかつ院長の取り分も多くしたいのなら、リンゴの実(医業総利益)をリンゴの種(医業原価)に対して、大きく育てることです。種が大きいなら実も大きいリンゴに、リンゴの大きさが変わらないのであれば種の小さいリンゴをつくればよいのです。
　2つ目は、医業利益に対する人件費比率を一定にし、そのうえで能力と業績に応じた給与・賞与体系つまり職能給を導入することにあります。
　分配比率が一定なら、リンゴの実が大きければ分配量も多くなるわけです。それゆえ、院長とスタッフの共通の目標は、リンゴの実を大きくすることにあります。

　医業総利益に対しての人件費比率を一定に設定しておけば、医業総利益が増えれば人件費も利益も一定比率で増え、逆に医業利益が減れば両者ともに一定の比率で減ることになります。

1-2-2 職能給を取り入れるために—スタッフ全員共通の目標を持つ—

> 1-2-1で示したリンゴ＝診療報酬は、患者さんに対し、スタッフと院長が一丸となって行った歯科医療サービスに対する報酬です。その得られた診療報酬を、適正な評価で、また一定の比率で分配するのが職能給体制なのです。そのために、医業総利益を増加させることを経営歯科医師とスタッフの共通の目標にしましょう。

1．りんご（診療報酬）を大きく育てる

1）今坂朔久によると、損益構造図はリンゴに例えられています(図1)。リンゴの果肉(人件費)はリンゴ自体(診療報酬)からリンゴのタネ(医業原価)を差し引いた医業総利益の中から支払われます。

まず第1歩は、リンゴ自体(診療報酬)を増加させるところからスタートします。

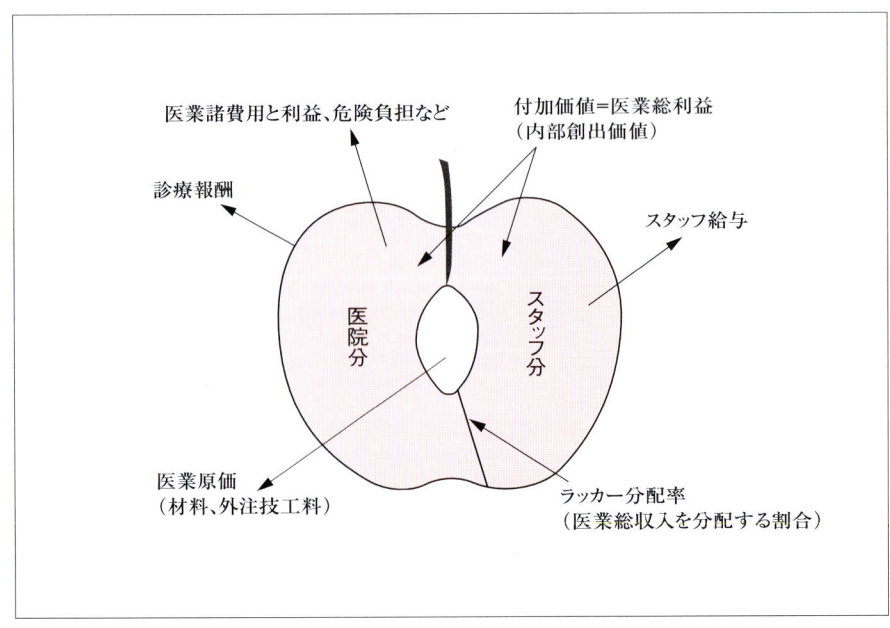

図1　損益構造図。タネ：医業原価、果肉：医業総利益。

2．りんごの果肉（医業総利益）を大きくする

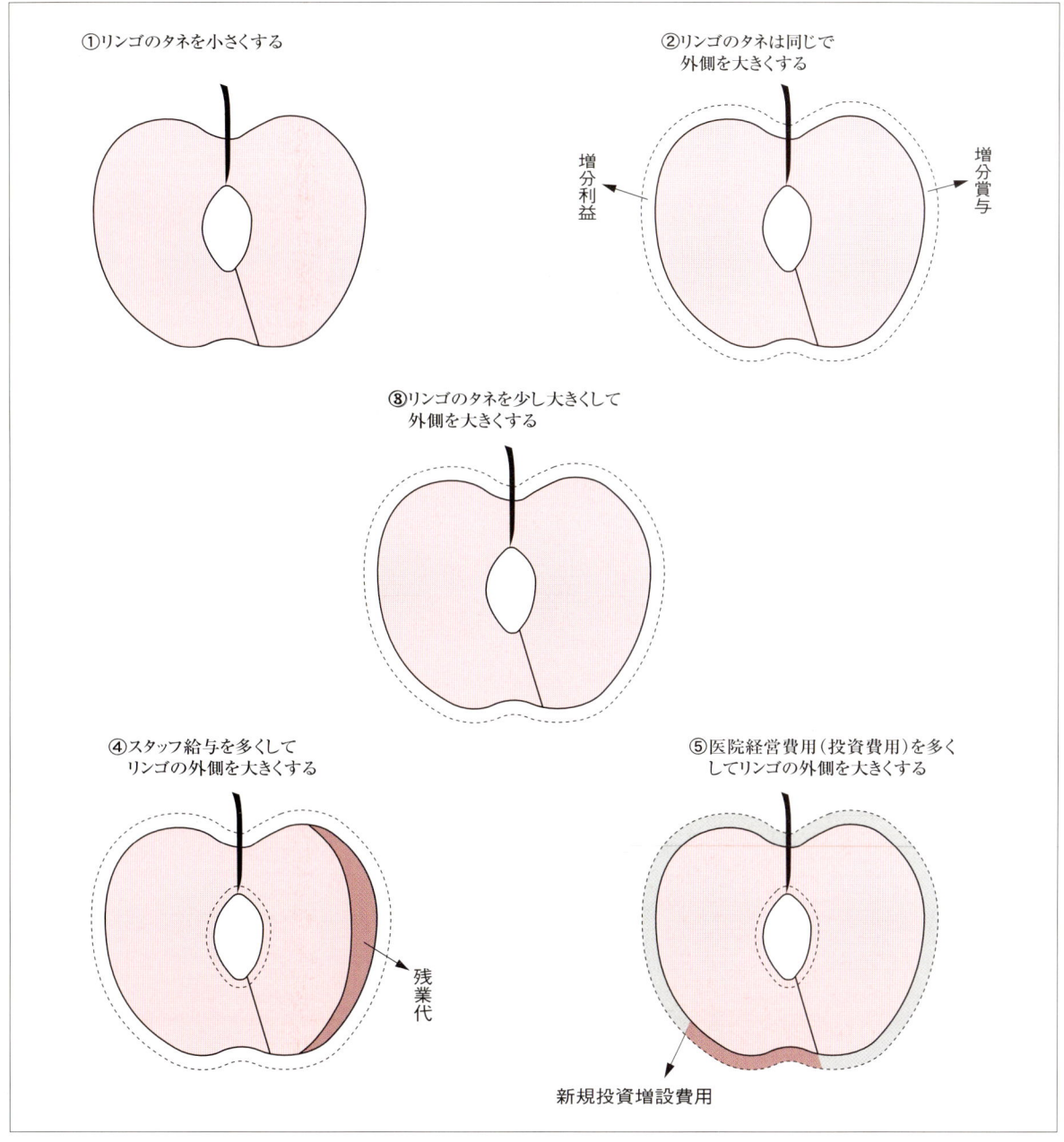

図2　医業原価と医業総利益の関係。　　　今坂朔久：付加価値生産性と成果配分、中央糸在社、1964を改変。

2）次にリンゴの果肉（医業総利益）を、大きくするにはどうするかに着手します（図2）。
①リンゴ（診療報酬）が一定の大きさなら、タネ（医業原価）を小さくし、リンゴの果肉を大きくします。
診療収入が一定のときは、節約やコストダウンで収益を増大させます。

②リンゴのタネ(医業原価)は同じでも、リンゴ(診療報酬)自体を大きくします。

医業原価が一定なら、患者さん１人あたりの単価を上げることで、収益を増大させます。

③リンゴのタネ(医業原価)を少し大きくすると共に、リンゴ(診療報酬)自体も大きくして、収益を増大させます。

医業原価が多少かかっても、患者さん紹介システムやリコールにより、それ以上に患者さんを増やし、収益を増大させます。

3．成果配分する

１）得られた医業総利益を、経営歯科医師とスタッフへ公平に分配します。
２）このとき、人件費の医業総利益に占める割合(労働分配率または付加価値分配率)を設定します。
３）この比率を一定にすることで医業利益を増加することが、経営歯科医師とスタッフの共通の目標になります。
４）さらに、医業総収入が増減しても比率が一定していれば、人件費が他の諸経費を圧迫することがなくなります。

第2部

さあ、始めよう職能給

# 第1章

職能給を始めるための
手段と様式

2-1-1 難易度別にスタッフの職務を整理する（職務難易度表の作成）

> 人事評価の目的は、診療所の業績向上と活性化のためにスタッフの能力を開発して活用することと、能力に応じた公平な待遇をすることです。
>
> したがって、ただ良く働いている、頑張っている、といった曖昧な基準では判断はできません。
>
> 仕事には知識、技能、経験などによって、やさしい仕事とむずかしい仕事があります。最初に仕事の難易度から、スタッフのレベル分けを行います。

1. 職務難易度表のつくり方

1）人事評価は、仕事ぶりや仕事の出来映えや能力を評価すること。どの程度の仕事を、どのように行ったかを観察・分析して、能力を評価します。

2）はじめに、スタッフがどのような仕事をしているか、どこまでやらせているかすべて書き出してみます。

3）次に、その仕事はどの程度の知識、技術、能力、経験が必要なのかをレベル分けします。これを「仕事の等級指定」と言います。

4）それぞれの仕事は、どの程度むずかしいか、やさしいか基準をつけて「職務難易度表」（表1）をつくることになります。

　　簡単に整理するには、次の目安を参考にします。

　　　　極初級……比較的単純で、指示された方法で処理する仕事（ほぼ定型的な補助業務）。基本的な知識、技術、能力を必要とする。

　　　　初級………単純で反復する特定のまとまりのある一般的な仕事。標準的な処理手順や方法によって行う仕事（定型業務）。

　　　　中級………仕事によっては、定められた手順や方法以外に状況の変化に応じて行う仕事。
熟練と判断を必要とする条件の変化が多い仕事（非定型的業務）。通常の知識、技術、能力を必要とする。

　　　　上級………必要な知識、技能を持ち、下級者の指導や管理が行える。条件変化が多く、自分の裁量で行う応用判断を必要とする仕事。高度の知識、技術、能力を必要とする。

　　　　特級………複雑で長期の経験が必要な仕事。

職務難易度表（表1）

(日本歯科医療管理学会歯科チーム医療研究委員会)

分類基準	資格等級	極初級 （卒業直後）	初級 ～1年以内	中級 1～3年	上級 3～5年	特級 5年以上
知識		1. 医療理念、院内理念の基礎的知識がまだわずか 2. 担当業務の基礎的知識	1. 医療理念、院内理念の基礎的知識をある程度持つ 2. 基礎的な専門知識を関連づけられる	1. 関連業務の一般的知識を持つ 2. 基礎的知識を広げ、さらに専門的知識を深められる	1. 医院関連業務の一般的知識を広く持つ 2. 高度な専門的知識を広く深く持つ 3. 自己啓発を行える	1. 医院関連業務の広範な知識や管理知識を持つ 2. 細部にわたる高度な専門的知識を持つ
技能	仕事の範囲	1. 判断を要しない単純な定型的業務 2. 指示や指導に基づいてできる補助的業務 3. 業務の量は多くない	1. 判断を要しない複雑な定型的業務 2. 大まかな指示により一人でほぼできる業務 3. 失敗しても大きな影響がない業務	1. 経験的判断を要する定型的業務 2. 一部非定型的業務 3. 大まかな指示で確実にできる業務	1. 経験的判断を要する熟練業務 2. 非定型的業務 3. 自己判断により計画的に行える業務	1. 複雑な非定型的業務 2. 任された範囲でほとんどの業務を指導できる 3. 他のスタッフへ指示ができる
	処理の早さ	処理が遅く、処理時間が一定しない	1. 処理には時間がかかるが、処理速度はほぼ安定している 2. 頻度の多い定型的業務は早くできる	処理が安定しており、標準的な時間内で処理できる	処理が早く、短時間で処理できる工夫ができる	処理時間を短縮する工夫を指導できる
	正確さ	仕上がりはまだ不正確で、ムラがある	ほぼ正確で、ムラや失敗が少ない	1. ほとんど正確で誤りはなく、細部の配慮もできつつある 2. 仕上りはきれい	1. 仕事は正確で細部の配慮もできる 2. 周到な計画で仕上りもきれい	細部にわたり気を配り、正確な仕事の工夫ができる
	期待水準 快適さへの配慮	思いやるゆとりがない	意識すれば相手の快適さを配慮するゆとりがある	現状を把握し、十分な心くばりができる	意識しないでも、相手への配慮ができるゆとりがある	無意識のうちに相手へ配慮をさせるように指導できる
	裁量範囲	1. 全面的な、直接の指導による 2. 自己判断は必要としない	1. 個々の具体的な指示で任せられる 2. 基本的な業務は自己判断で行える 3. 不明な点は上級者の指示を受ける	1. 要点を指示すれば大部分は任せられる 2. 自己判断には規制がある 3. 協調性を持ち、積極的な意見具伸ができつつある	1. 包括的に指示すれば任せられる 2. 担当業務については自己判断ができる	1. 総合的に自己判断ができる 2. 自己判断で後輩に指示ができる 3. 企画・立案や、高度の折衝・決定ができる

ほとんどの判断は自分で行う高度な仕事。

企画・立案や決断・統率でき、管理運営にも参画できる。

5）この基準を整理する時、どのレベルに入れるか迷ったら、必ず下位等級にします。その理由は、早期にスタッフの技能を育成して、仕事の質を高めることにあるからです。

6）仕事の難易度分類表ができて、はじめてスタッフは自分の知識、技能がどの程度のレベルにあるかがわかり、次の目標が見えてきます。

7）上の「職務難易度表」の例では、すべての職種に共通の、能力に応じたレベル分けを、経験を目安に5等級に分けて（「資格等級」といいます）分類したものです。この分類基準を「難易度分類基準」といいます。

本例では、経験を目安に、卒業直後の新人を極初級、1年以内を初級、1～3年を中級、3～5年を上級、5年以上を特級と分けています。

8）分類基準におけるそれぞれの項目の要素は次の通りです。

　①知識
　　・広さ（異質性）……一般知識、関連知識
　　・深さ（専門性）……専門知識、自己啓発
　②仕事の範囲
　　・非体系度（職務の多様性、定型的か非定型的か）
　　　　　　　　……判断力、創造力、表現力、指導力
　　・受ける指示の程度……理解力、企画力、管理力
　③処理の早さ
　　・処理時間……仕事の早さ、判断・工夫
　　・安定性………仕事の量、頻度、情報収集
　④正確さ
　　・仕上がり……………問題意識、計画性
　　・正確性（仕事の質）……自己管理
　⑤期待水準
　　・意識性……決断力（現状把握力、問題解決力、決断力）
　　・快適性……渉外力（表現力、説得力、交渉力、業務対応力）
　⑥裁量範囲
　　・指示される範囲……積極性（業務改善度、探求心）
　　　　　　　　　　　　規律性（就業状態、勤務態度）
　　・責任範囲……………責任性（職務遂行度、管理者意識）
　　　　　　　　　　　　協調性（意志の伝達、共同作業）
　　　　　　＊特に特級では、統率力（部下掌握力、管理監督力、分析力）を加える。

9）卒直後の新人は、極初級の基本的な知識や技能を要する仕事を行い、上司の具体的な指示や指導を受けます。

また、3年目のスタッフの専門知識が未熟と判断されたら、不足している知識を教育するなり、自分で研究するよう期間を定めて指導します。

その資格等級の要求に満たされていない場合は、1ランク降級することもありますし、標準年限以上その等級に留まることもあります。

この表は、そのスタッフに期待し、要求するレベルだからです。

10）次に、この職務難易度表を基に仕事の一つひとつについて、受付秘書・歯科助手・歯科衛生士という職種別に、「仕事の内容と程度」(2-1-2参照)と「必要な能力」(2-1-3参照)を細かに決めておきます。

能力は過去の習熟、修得、職歴、業績の蓄積ですし、職種が違えば求める能力の内容が違うため、職種別に分ける必要があるからです。

2-1-2 仕事の内容と程度（職務基準表の作成）

> スタッフの仕事を難易度に分けて階層化した後、その等級分類に従って、職務基準表（表1～3）をつくります。これは、すべての仕事について院長がスタッフに期待し、要求する具体的な能力目標を明示するものです。この表によって、誰が、何を、どの程度するのか、まだしてはいけない仕事は何か、がスタッフにとって明確になります。一定期間それを実行した後、この表に基づいてスタッフ自身と上長、院長が期間中の能力・行動・業績を評価し、処遇と育成へと結びつける重要な意味を持ちます。

1．職務基準表のつくり方

職務基準とは、等級ごとにおよび各職務において、院長が期待し要求する具体的能力目標を明示するものです。この表に基づいて、スタッフ自身および院長とがそれぞれ評価し、話し合い、スタッフの成長欲求の満足度を高めることへつなげます。

1）スタッフそれぞれが仕事の内容を1つずつ紙に書いていきます。
2）書いた紙を表に貼っていきます。
3）院長を含め、皆で難易度および院長の期待度を考えながら表を完成していきます。

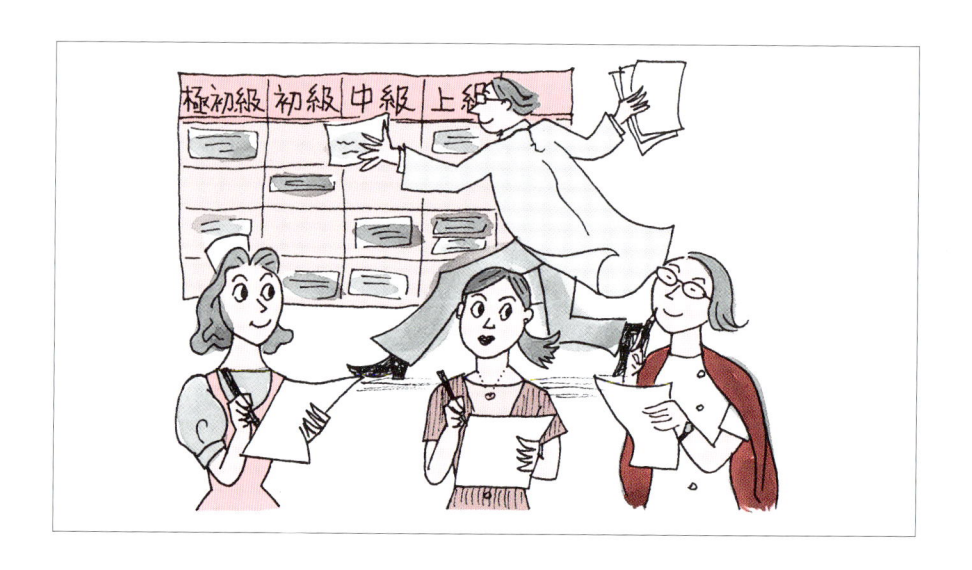

2．職務基準表作成での注意点

1）職務を受付秘書、歯科助手、歯科衛生士の3種類に分類します。

　歯科衛生士が受付業務を行う医院では、受付秘書業務についても評価しますので、当然のことながらそのスタッフによって業務が異なります。

2）技能の程度はそれぞれが専門学校を卒業しているものとし、卒業直後は実務未熟であると考えます。

3）等級は目安として、卒業直後を極初級として、以後1年以内、1～3年、3～5年、5年以上をそれぞれ初級、中級、上級、特級の5段階に分類します。

4）仕事の内容

　歯科医療に関わる全ての仕事の内容を整理、分類し、それぞれについて等級ごとに、

・何をどの程度するのか
・何をしてよいのか
・何をしてはいけないのか

を明示します。また、どこまでできるのか、どこまでやるように期待しているかをも明示します。

5）その時期、させない、してほしくない業務、教育が済むまでは担当させない業務については、×印をつけます。

6）その時期、やってもよいがやらなくてもよい、積極的には行わせないという業務には、斜線を引きます。

3．表の見方（具体例）

（以下 P.55 の図1参照）

1）受付秘書（表1）

　受付および秘書の業務を21項目に整理しました。

　極初級ではほとんどの項目において、常識的なことができることが雇用側の最低条件であり、それを示しています。

　初級ではまだ自分の判断で進めることができない段階です。経験年数を経るに従い、成長していくことを期待し、要求しています。

　このように、各業務内容ごとに期待し要求する程度は異なり、その段階を経て次の目標が明示されます。

2）歯科助手（表2）

　歯科助手の業務内容については40項目に整理しました。

　近年、問題とされている医療廃棄物の処理についても配慮しました。感染予防や医院内外の汚染については重要な問題であり、また廃棄は義務づけられていることでもあり、この問題に関しては特に注意が必要です。この業務は1日も早く上の級へと成長が望まれます。

歯科助手の業務は、歯科衛生士の業務の一部と重なりますが、診療については介助業務のみです。歯科衛生士は学校教育や資格の面からも成長速度が速いと思われます。1年も経ずに中級へと成長できるものが多いと思われ、またそれを要求することも必要でしょう。

3）歯科衛生士（表3）

業務内容について、今後教育年限の延長も考えられますが、現在の教育内容にそって検査、実技、説明および指導に分類し、20項目に整理しました。受付秘書、歯科助手の業務項目に加えて補助業務、予防業務、指導業務があります。

学校でひと通りの教育を受けているので、極初級で、ほとんどの基本的業務はできると考えています。業務範囲外の項目は、ルートプレーニングと口腔内の現状説明の2業務で、これらは経験を要することとなります。歯科衛生士は、患者さんの口腔内に触れるため、苦痛や不安を与えない配慮についての要求が加えられます。さらに、指導業務では患者さん個々の性格や社会的地位、生活環境の違いをよく把握し、それに応じて指導していく必要があります。したがって本人の社会生活の中での成長も重要と考えています。

4）技工作業（表4）

歯科技工士が院内にはいないことを前提として、3項目を整理しました。この業務は、資格を問わず歯科医師の指導のもとに行いますが、基準の設定が重要なことから、診療内容を理解している歯科衛生士の業務とするのが望ましいと考えます。

職務基準表（表１）　　　　　　　　　　　職種　【受付秘書】　歯科助手　歯科衛生士

職務内容 \ 目安	極初級 卒業直後	初　級 ～１年以内	中　級 １～３年	上　級 ３～５年	特　級 ５年以上
新患の受付 （再初診を含む）	対人応対の常識的応対ができる	患者さんの主訴を正確に上級者に伝えることができるが、複雑な事例には指示が必要	患者さんの主訴を細部にわたり聞き出すことができる	ある程度自分の判断で対応できる	困難な対応も可能
再診患者の受付	対人応対の常識的応対ができる	１人で一応応対でき、患者さんの言葉に何か問題があれば上級者に受け継ぐ	前回の治療をよく把握し、経過を聞き、正確に医師に報告することができる	経過に対して思いやりの心をもって接することができる	積極的な協力が得られるよう指導的応対ができる
緊急患者の受付	—	最小限の緊急度合いの聞き取りができ、医師に伝えることができる	必要な事項は的確に聞き出せ、医師に正確に伝えることができる	緊急度合いを的確に判断し、事務的な事項まで幅広く対処できる	患者さんの都合や心理状態を考慮し、ほかの患者さんのアポイント調整の配慮までできる
来客の対応	対人応対の常識的応対ができる	用件により、誰に取り継ぐかをある程度決めることができる	用件を的確に聞き取り、来客の選別ができる。挨拶、応対の態度がよく、取次も適切にできる	＊	＊
電話の対応	対人応対の常識的応対ができる	ある程度の受診応答ができる	アポイント、苦情やその他勧誘など、的確に判断でき、上級者に受け継ぐことができる	用件の聞き取り、言葉遣い、発声も適切で、ある程度自分の判断で対応することができる	＊
院内システムの説明	—	—	ひと通り大まかにできる	細かいところまである程度理論づけて説明できる	院長の医療理念に基づいてわかりやすく的確に説明できる
保険証より診療録への転記	処理が遅く、ときどき誤りや漏れがあるので上級者の確認が必要	時間はかかるが、ほぼ正確にできる	正確で処理が速い	＊	＊
診療券の発行	処理が遅く、ミスやムラがある	ほぼ正確で、ムラや誤りが少ない	処理が速く適切である	＊	＊
社会保険点数の読解	—	—	日常の診療内容に関してある程度理解している	日常の診療内容に関して基本的な知識を持つ	医師ほどではなくとも知識があり、患者さんにも説明ができる
窓口会計	—	処理が遅く、ときどき釣り銭などに誤りがある	正確で処理が速い	患者さんに気持ち良く帰宅してもらえるよう配慮できる	＊

表1 つづき

職務内容	目安	極初級 卒業直後	初級 〜1年以内	中級 1〜3年	上級 3〜5年	特級 5年以上
領収書の発行		処理が遅く、ときどき誤りがあるので上級者の確認が必要	ほぼ正確で、誤りが少ない	正確で速く、細部にも注意が行き届いている	＊	＊
時間を決め予約簿に記入			定型的な診療に関しては、間隔および時間を決めることができるが、歯科医師に確認を要することが多くある	治療の内容をよく把握し、時間および間隔を適切に決めることができる	患者さんの希望をできるだけ考慮したうえで、なお必要とあれば、状態および治療内容を的確に説明し、患者さんの理解を得ることができる	＊
窓口日計表の記帳			ほぼ正確で、ムラや誤りが少ない	正確で速く、適切に処理できる	＊	＊
入出金伝票の記帳			ほぼ正確で、ムラや誤りが少ない	正確で速く、適切に処理できる	＊	＊
書類、伝票や郵便物の整理			ほぼ正確で、ムラや誤りが少ない	正確で速く、適切に処理できる	＊	＊
物品の注文				在庫管理は一応できるが、注文に関しては上級者の確認が必要	自分の判断で注文の時期や量を適切にすることができる。また在庫管理も適切にできる	新規導入の物品に関しても、ある程度自分の判断で注文できる
技工所や業者への連絡事務			定型的、日常的な範囲にとどまる	必要な要件を的確に指示することができる	＊	＊
歯科医師会関係の連絡事務				必要な要件を的確に指示することができる	＊	＊
診療録や資料の整理			ほぼ正確で、ムラや誤りが少ない	正確で速く、適切に処理できる	＊	＊
窓口請求事務			ほぼ正確で、誤りが少ない	正確で速く、適切に処理できる	＊	＊
現金出納、領収書発行			ほぼ正確で、ムラや誤りが少ない	正確で速く、適切に処理できる	＊	＊

職務基準表(表2)

職種　受付秘書　【歯科助手】　歯科衛生士

職務内容	目安	極初級 卒業直後	初級 〜1年以内	中級 1〜3年	上級 3〜5年	特級 5年以上
医院、外まわりの清掃		時間がかかり、仕上がりにムラがある	細かい所まで気を配り、手際よく短時間に進めることができる	下級者の仕事のチェックおよび適切なアドバイスを与え、変化に対応して処理できる	＊	＊
医院内の清掃		時間がかかり、仕上げにムラがある	細かい所まで気を配り、手際よく短時間で進めることができる	下級者の仕事のチェックおよび適切なアドバイスを与えることができ、効率的な方法を検討することができる	＊	＊
ユニット、チェアーの清掃		時間がかかり、仕上がりにムラがある	細かい所まで気を配り、手際よく短時間で進めることができる	下級者の仕事のチェックおよび適切なアドバイスを与えることができ、効率的な方法を検討することができる	＊	＊
ユニットチェアーの保全			ほぼ安全な状態を保つことができ、簡単な修理ならできる	いつでも安全で最適な状態を保つことができるように気を配り、保全計画の立案や整備ができる	＊	＊
ワークテーブルへ材料、薬品を補充		時間がかかり、ミスやムラがある	ある程度診療の妨げにならないよう速く静かにできる	いつでも最適な診療環境が整うよう配慮できると共に、患者さんを不快にさせないよう整理整頓できる	効率的なシステムの改善策を検討できる	＊
材料、薬品、器具等の管理				それぞれの保管、手入れ、在庫管理を誤りのないようできる	新製品や新情報を収集して意見答申ができる	＊
薬液消毒		時間がかかり、ミスや無駄がある	典型的な処理は確実にできる	滅菌、消毒などのシステムにより効率的に処理できる	滅菌、消毒などに対し積極的に研究し、改善計画も立案できる	＊
煮沸、滅菌器等での処理		時間がかかり、仕上がりにムラがある	典型的な処理は確実にできる	効率的な改善策を検討できる	＊	＊
リーマー、ファイルの消毒、整理		時間がかかり、仕上がりにムラがある	ある程度診療の妨げにならぬよう速く静かにできる	効率的な改善策を検討できる	＊	＊

表2 つづき

職務内容	目安 極初級 卒業直後	初級 〜1年以内	中級 1〜3年	上級 3〜5年	特級 5年以上
バー、ポイント類の消毒、整理	時間がかかり、仕上がりにムラがある	ある程度診療の妨げにならぬよう速く静かにできる	効率的な改善策を検討できる	*	*
タービン、ハンドピース、コントラなどの清掃	時間がかかり、仕上がりにムラがある	ある程度診療の妨げにならぬよう速く静かにできる	効率的な改善策を検討できる	*	*
タービン、ハンドピース、コントラなどの保全		ほぼ安全な状態を保つことができ、簡単な修理ならできる	効率的な改善策を検討できる	*	*
レントゲン自動現像機の管理		いつでも最適な状態に保つことができる	効率的な改善策を検討できる	*	*
レントゲン現像液、定着液の処方	時間がかかり、ときに間違えたり、こぼすことがある	短時間で調合しミスすることなく周囲も綺麗	*	*	*
冷、暖房、換気などの空調管理	一般的な調整、管理ができるがやや自分中心に室温をとらえやすい	患者さんの立場にたち、最適な状態で診療できるよう配慮できる	保全計画も立案でき、常に快適でいられるよう配慮ができる	*	*
BGM、TV、ビデオなどの調整や管理	一般的な調整、管理ができる	いつも最適な状態で診療ができるよう配慮できる	新情報も収集し改善策を計画できる	*	*
ユニフォーム、エプロンなどの洗濯物の整理	時間がかかり仕上げにムラがある	速く、仕上がりが綺麗	効率的な方法を検討できる	*	*
ガス、水道、電気などの始業前調整	処理が遅い	速く確実にできる	効率的な方法を検討できる	*	*
ガス、水道、電気などの後始末	処理が遅く、忘れることもあるので、上級者の確認が必要	速く確実にできる	効率的な方法を検討できる	*	*
業務終了後の整理整頓と後始末	時間がかかり、仕上がりにムラがある。戸締まりは上級者の確認が必要	速く、仕上がりが綺麗。戸締まりをまかせることができる	効率的な方法を検討できる	*	*
廃棄物の処理 1. 一般廃棄物	常識的範囲で処理できる	ゴミの量を減らすよう改善策を検討できる	*	*	*
2. 医療廃棄物 感染性廃棄物 非感染性廃棄物		感染性、非感染性の仕分けができ、それぞれに適切な処理ができる	感染性廃棄物に対して、より安全に確実に処理できるよう効果的な方法を検討できる	*	*

表2　つづき

職務内容	目安	極初級 卒業直後	初級 〜1年以内	中級 1〜3年	上級 3〜5年	特級 5年以上
治療に必要な基本セットの準備と片付け		処理に時間がかかり、忙しいときなどに忘れることもある	診療の妨げにならぬよう迅速にまた静かにできる	基本セットの点検や保守にも十分な配慮ができる	*	*
患者の誘導、エプロンかけ、治療準備		事務的で患者さんの全身状態まで見る余裕がない	子供やお年寄り等、患者さん個々に対応できる	患者さんの緊張をほぐし、また患者さんの様子から、心理的および全身の状態を医師に伝えることができる	*	*
簡単な聴き取り			患者さんの訴えを聞き、医師に定型的に伝えることができる	患者さんの訴えを的確に捉え、必要かつ十分に医師に伝えることができる	患者さんの真意までも捉え、足りない部分について聞き出すことができる	個々の状況に対して、患者さんに思いやりのある言葉をかけることができる
排唾管の口腔内への出し入れ		医師の指示があってはじめて操作できる	個々の状況に応じて、診療の妨げにならぬようできる	患者さんの苦痛を配慮できる	*	*
サクション操作		基本的操作ができる	画一的な操作ができる	個々の状況に応じて治療の妨げにならぬよう、また患者さんに苦痛を与えないようにできる	治療のやりやすさを状況に応じて即座に判断し的確に対応することができる	*
セメント各種、練板などの準備、練和、片付け			治療の流れをある程度把握し、多少時間はかかるがセットに支障のない程度にできる	医師の指示がなくても迅速に準備でき、的確なセメント泥状態をつくることができる	*	*
印象材、トレーの準備、練和、手渡し、片付け			多少時間はかかるが、印象行為に支障のない程度にできる	治療内容によって種類、粘調度、タイミングを的確にすることができる	治療計画を十分に理解し、治療の流れの中で適切に処理できる	*
コンポジットレジンの準備、手渡し、片付け		準備、片付けには時間がかかる。治療の進行状況をうまく把握できず、手渡しに手間取る	治療の流れをある程度把握し、多少時間はかかるが、充填に支障のない程度にできる	EE、EBと一連の流れの中で、準備や手渡しや片付けを同時に進めることができる	*	*
歯内療法器具(切削、根治、抜髄、根充など)の準備、手渡し、片付け		準備、片付けには時間がかかる。治療の進行状況をうまく把握できず、手渡しに手間取る	治療内容により必要な器具が適切に準備でき、しっかりと渡すことができる	準備、手渡しと並行して、不必要となった物から順次片付けることができ、治療終了後の片付けを少なくできる	*	*

表2 つづき

職務内容	目安	極初級 卒業直後	初級 〜1年以内	中級 1〜3年	上級 3〜5年	特級 5年以上
補綴、修復治療用器具の準備、手渡し、片付け		準備、片付けには時間がかかる。治療の進行状況をうまく把握できず、手渡しに手間取る	治療内容により必要な器具が適切に準備でき、しっかりと渡すことができる	準備、手渡しと並行して、不必要となった物から順次片付けることができ、治療終了後の片付けを少なくできる	＊	＊
麻酔器具の準備、手渡し、片付け		準備、片付けには時間がかかる。治療の進行状況をうまく把握できず、手渡しに手間取る	消毒の知識を十分持ったうえで、患者さん、医師、双方に安全に手渡すことができる	聴覚的に痛みや不安を増すことのないよう配慮できる。手渡しをしながら順次あと片付けができる	＊	＊
手術用器具(歯周関係、口腔外科)の準備、手渡し、片付け			消毒の知識を十分持ったうえで、患者さん、医師、双方に安全に手渡すことができる	聴覚的に痛みや不安を増すことのないよう配慮できる。手渡しをしながら順次あと片付けができる	＊	＊
矯正治療具の準備、手渡し、片付け		準備、片付けには時間がかかる。治療の進行状況をうまく把握できず、手渡しに手間取る	治療内容により必要な器具が適切に準備でき、しっかりと渡すことができる	手渡しをしながら順次あと片付けができる	＊	＊
レントゲン(口内法)撮影準備、片付け		時間がかかる	短時間に的確にできる	＊	＊	＊
レントゲン(パノラマ、セファロ)撮影の準備、片付け		時間がかかる	短時間に的確にできる	＊	＊	＊
レントゲンフィルムの現像		処理が遅く、仕上がりの写真に斑があったり、ときには失敗もあるので、上級者の直接的指導が必要	手現像の場合はフィルムによって多少の斑があるが、失敗はない	現像液の新旧、温度を考慮し、映像の斑をなくし、すべてを均一に仕上げることができる	＊	＊
レントゲンフィルムの整理		名前、上下左右、裏表、日時にときおり誤りがあるので、上級者の確認が必要	カルテの中に名前、撮影年月日を記入し、撮影順に、また上下左右、裏表を正しく整理できる	＊	＊	＊
口腔内写真の撮影			時間がかかり、仕上がりにムラがある	速く、ある程度の均一な写真がとれる	角度、大きさ、ピントなどを十分に考慮し、適切な写真がとれる	＊

職務基準表(表3)　　　　　　　　　　　　職種　【歯科衛生士】

①検査

職務内容＼目安	極初級 卒業直後	初級 〜1年以内	中級 1〜3年	上級 3〜5年	特級 5年以上
口腔内の予備診査	時間がかかり、基本的な診査にとどまる	時間がかかり、見落としや誤りが多少ある	短時間にほぼ正確にできる	微小な変化や病変までも捉えることができる	*
歯肉炎の検査	時間がかかるが、炎症の程度をある程度捉えることができる	短時間にほぼ正確に測定、把握することができる	*	*	*
ポケット測定	時間がかかり、正確さに欠ける	短時間にほぼ正確に測定できる	患者さんに苦痛を与えないよう配慮でき、根面の粗造感を感知し、骨欠損の形まで頭に入れることができる	*	*
コンタクト検査	時間がかかり、正確さに欠ける	短時間にほぼ正確に測定できる	患者さんに苦痛を与えないよう配慮できる	*	*

②実技

職務内容＼目安	極初級 卒業直後	初級 〜1年以内	中級 1〜3年	上級 3〜5年	特級 5年以上
ラバーダム防湿	時間がかかり、ラバーの位置にムラがある。患者さんに痛みを感じさせることがある	短時間にほぼ適切な位置に均一に掛けることができる	患者さんに苦痛を与えないよう配慮できる	*	*
簡易防湿	基本的な操作にとどまる	細やかな配慮で総合的に考えてできる	*	*	*
概形印象	時間がかかり、仕上がりにムラがある。必要な部分まで採得できず、印象材が飛び散る	時間はかかるが仕上がりはほぼ一定。必要な部分までほぼ採得できる	短時間に必要な部分まで完全に採得できる。患者さんの口のまわりまで配慮できる	*	*
装着後のセメント除去	時間がかかり、不完全。除去時痛みを与えることがある	時間はかかるがほぼ完全に除去できる。仕上がりに若干の不満あり	短時間に完全に除去でき、仕上がりも綺麗	*	*

表3 つづき

職務内容	目安	極初級 卒業直後	初級 〜1年以内	中級 1〜3年	上級 3〜5年	特級 5年以上
仮封材の除去		時間がかかり、不完全。除去時痛みを与えることがある	時間はかかるがほぼ完全に除去できる。仕上がりに若干の不満あり	短時間に完全に除去でき、患者さんへの配慮もできる	＊	＊
フッ素塗布		時間がかかり、塗布が不完全になることがある	短時間にほぼ完全に塗布できる	短時間に完全に塗布でき、塗布後の注意を適切に伝えることができる。	＊	＊
予防填塞		✕	✕	時間はかかるがほぼ完全に填塞できる。仕上がりにはやや問題があることがある。	短時間に完全に填塞でき、仕上がりも綺麗	＊
歯石除去(スケーリング)		時間がかかり、取り残しが多い。患者さんの痛みを配慮する余裕がない	時間はかかるが、ある程度除去できる	短時間にほぼ完全に除去でき、痛みへの配慮もできる	短時間に完全に除去でき、苦痛を和らげるような技術を持つ	＊
歯石除去(ルートプレーニング)		✕	✕	時間がかかり、不完全な部分がある	短時間にほぼ完全にできる。ある程度骨の形態、残存量を把握できる	短時間に医師の要求に応えることのできる技術を持つ

③説明および指導

職務内容	目安	極初級 卒業直後	初級 〜1年以内	中級 1〜3年	上級 3〜5年	特級 5年以上
投薬の説明		基本的、初歩的な説明ができる	治療を受けた時刻により、同日の服用回数、方法を便宜的に説明することができる	＊	＊	＊
口腔内の現状説明		✕	✕	患者さんの心理状態に対応し、的確な説明ができる	思いやりを持って対応でき、治療を積極的に受けるよう指導できる	＊
治療後の説明		基本的、初歩的な説明ができる	不安を与えないよう適切な説明ができる	＊	＊	＊

表3　つづき

職務内容	目安	極初級 卒業直後	初　級 〜1年以内	中　級 1〜3年	上　級 3〜5年	特　級 5年以上
刷掃指導		基本的、初歩的な指導ができる	時間はかかるが各患者さんの口腔内の状態に応じて指導内容を変えることができる	患者さんの性格を把握し、それぞれにあった指導ができる	患者さんに積極的に協力してもらえるよう指導できる	非協力的な患者さんにも理解、納得してもらい、健康意識を変えることができる
保健指導		基本的、初歩的な指導ができる	基礎的な知識のもとで定型的な指導ができる	患者さんの性格を把握し、それぞれにあった指導ができる	保健衛生の十分な知識を持ち、患者さんの状態に応じて適切な指導ができる	＊
食事（食餌）・間食指導		基本的、初歩的な指導ができる	基礎的な知識のもとで定型的な指導ができる	患者さんから食事について細部にわたり聞き出せ、それぞれに応じた指導ができる	高度な栄養学的知識を持ち、それぞれに応じて適切な助言、指導ができる	＊
生活指導 1. 治療期間中（療養法） 2. 治療完了後（養生法）		基本的、初歩的な指導ができる	基礎的な知識のもとで定型的な指導ができる	患者さんから生活について細部にわたり聞き出すことができ、それぞれに応じた指導ができる	患者さんの職業、地位や生活行動パターンに応じて工夫を凝らし、積極的に協力してもらえるよう指導できる	患者さんの個々の心理面にも配慮し、生活全体を振り返り、健康な暮らしの必要性を気づかせることができる

④技工

職務内容	目安	極初級 卒業直後	初　級 〜1年以内	中　級 1〜3年	上　級 3〜5年	特　級 5年以上
概形印象への石膏注入		時間がかかり、ときには気泡を入れたりするので上級者の直接的指導が必要	時間がかかり、仕上がりにはムラがある	速く、仕上がりも綺麗にできる	＊	＊
精密印象への石膏注入			時間がかかり、ときどき気泡を入れるなど、仕上がりにムラがある	速く、失敗なくでき、仕上がりも綺麗	＊	＊
石膏模型のトリミング		時間がかかり、ときには必要な部分まで削ってしまうことがあるので、上級者の直接的指導が必要	仕上がりにはムラがある	速く、仕上がりも的確で綺麗。トリミングの意味をよく理解し、仕上がりが綺麗	＊	＊

2-1-3 必要な能力（職能要件明細表の作成）

　職務難易度表と職務基準表を作成後、何をどうしたらよいのかを示す能力の程度（職能要件明細表）を作成します。
　これによって「スタッフの能力に応じた階層化」ができます。以後は「自己動機づけによって満足度を高める」評価や能力開発、給与体系へと移行していきます。

1．職能要件明細表のつくり方

　この項で解説する能力の程度（職能要件明細表）とは、各業務別に、「誰が、何を、いつまでに達成したらよいのか」、その「要求程度、期待能力の程度」を表すものです。また、能力の程度（職能要件明細表）に対応させて「階層別能力範囲表」を合わせて提示しておきますので、活用してください。ここに示した表はあくまでも基本的なものですので、各医院の実情により修正して使用してください。

1）図1に必要な能力（職能要件明細表）の全体の構成を示します。まず、職種別に受付秘書、歯科助手、歯科衛生士の3職種に分け、次に職務の内容をそれぞれ大項目、中項目、小項目に整理してあります。

2）受付秘書の業務は、「受付業務」と「秘書業務」の2つの大項目に分けられます。歯科助手には、「受付業務」、「秘書業務」のほかに、さらに「介助業務」という大きな業務があります。
　歯科衛生士には、独自の専門的な業務として「診療補助業務」、「予防業務」、「指導業務」がさらに加わります。

3）これらの大きな業務をさらに業務ごとに中項目に分け、具体的な業務内容を小項目に細分しました。この小項目に分けられた具体的な職務内容について、何をどうするのか、院長が期待し要求する事項を明記したものが、必要な能力（職能要件明細表）です（**表1-a、2-a、3-a、4-a、5-a、6-a、7-a**）。

4）各職種に共通の業務となる「受付業務」、「秘書業務」、歯科助手と歯科衛生士に共通となる「介助業務」について、**表1-a～7-a**では、実際の項目や内容に差異を明確にせず共通のものとしていますが、本来は別々に表を作製すべきものです。

図1　各職種の業務。

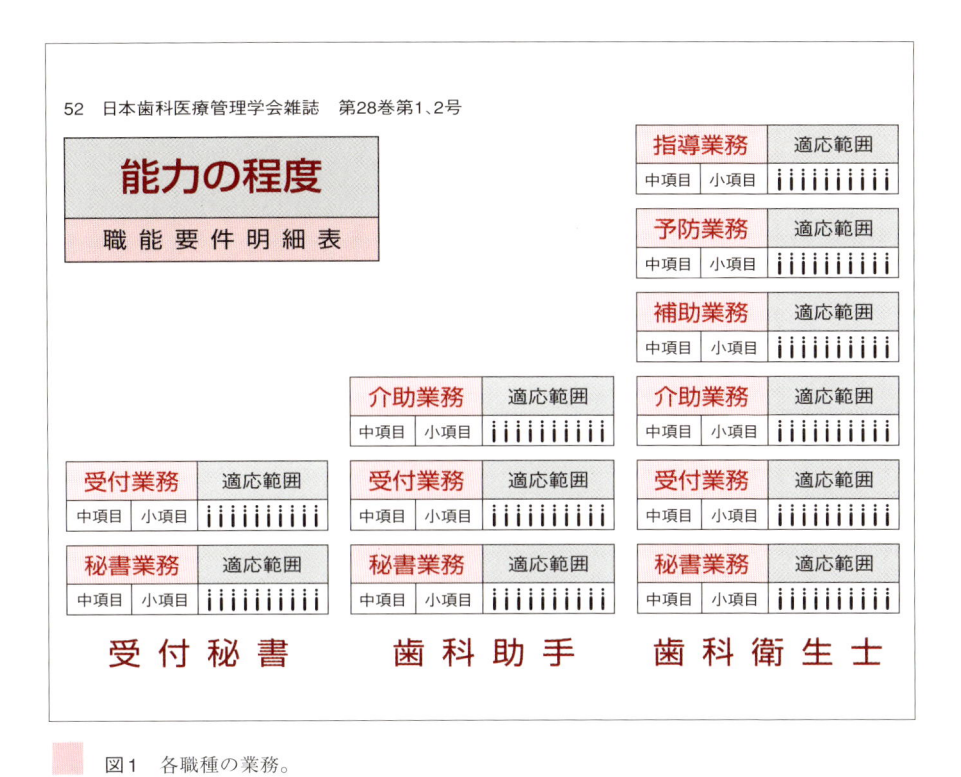

2. 職能要件明細表の見方

1) 受付業務(表1-a)は、「窓口患者応対」、「来客応対」、など11の中項目に分けられます。このうち「窓口患者応対」は、「①新患」、「②再来新患」、「③急患」「④再診」の4つの小項目に分けられます。その結果、受付業務全体では31の小項目が設定されています。各小項目について、その業務に期待する具体的な程度および目標をあげました。

2) 業務内容には、当然歯科医院によって相違があると思います。各業務事項や内容を細述すると膨大な量になるため、「医院診療方針、院内システムの理解」、「種々の診療に対する充分な知識」のように、包括的な記述方法としました。

3) 秘書業務(表2-a)については、一般的な秘書業務のほかに、経理、渉外、人事などのより高度な内容を設定しました。現状としては、主に院長もしくは専従者としての院長夫人が行っている内容であると考えられますが、秘書業務として受付秘書の上級者、特級者を対象とする業務と考えています。

4）歯科助手の業務には、「介助業務」が加わります。介助業務は、**表3-a**に示すように7つの中項目に分類しました。この中で特に、「消毒・滅菌」、「廃棄物の処理」の2項目は、院内感染防止や社会的な産業廃棄物・医療廃棄物問題もあり、早期に習熟させたい重要な業務です。

5）歯科衛生士の業務には、さらに、「診療補助業務」（**表4-a**）、「予防業務」（**表5-a**）、「指導業務」（**表6-a**）が加わります。これらは、実際の診療に深く関わる内容であるため、ここでは大まかな記載としてあります（各医院の方針で細部を完成して下さい）。また、歯科衛生士独自の専門的業務ではありますが、上記の3つの中項目に分類しにくい「資料作成」、「地域活動」および「在宅ケア」の3つの業務を「その他」としてまとめてあります（**表7-a**）。

6）以上のように整理した「職能要件明細表」に対応させて、「階層別能力範囲表」（**表1-b、2-b、3-b、4-b、5-b、6-b、7-b**）を作成しました。これは著者らが独自に開発したグラフで、「職能要件明細表」を視覚的にとらえやすく表現したものです。明細表を文句で表すと同時に、視覚的にいつまでに達成したらよいかが判明するように矢印で表現しました。

　この矢印の意味は、黒丸（●−）がそれぞれの業務の開始時期、マル印（−○−）が期待到達時、矢の先（→｜）が到達期限を表しています。

受付業務に必要な能力（職能要件明細表）（表1-a）

職種　【受付秘書】【歯科助手】【歯科衛生士】

1. 窓口患者応対	①新患	・医院診療方針、院内システム（アポイントメントシステム、予約のない新患の取り扱い、など）の理解 ・患者さんの訴えの聞き取り（問診表） ・カルテの作成（保険証のチェック） ・急患の区別（症状によりすぐに診る、もしくは時間をずらす、もしくは日を改める） ・患者さんと付き添いの区別 ・紹介者の有（礼状）・無
	②再来新患	・新患、再来新患の区別 ・歯科医が診るか歯科衛生士が診るかの区別 ・前回の受診時期の聞き出し ・カルテの取出し ・変更の有無 　保険証、勤務先、勤務部署、住所、氏名 　電話番号（自宅・勤務先）など
	③急患	・院内システムの理解 ・患者さんの訴えの聞き取り（問診表） ・急患の区別（程度、緊急性の判断） ・カルテの作成もしくはカルテの取出し
	④再診	・カルテの取出し ・変更の有無 　保険証、勤務先、勤務部署、住所、氏名 　電話番号（自宅・勤務先）など ・前回の処置後の経過の聞き取り ・予約時間とのズレへの対処（医院の責任、患者さんの遅刻あるいは早めの来院）
2. 来客応対		・患者さんと来客、その他セールスマンなどの区別 ・セールスマンなど診療に関係のない人への対応 　（院長に取り次ぐかどうかの判断） ・適切な言葉遣いや動作（挨拶、服装、姿勢など）
3. 電話応対		・患者さんとその他との区別 ・患者さんの場合、新患、再来新患、再診、定期検診の区別 　また、急患かどうかの判断（院内システムの理解） ・歯科医と歯科衛生士アポイントの区別 ・道順の説明 ・その他の場合、院長に取り次ぐかどうかの判断 ・適切な言葉遣いや応対（声、話し方、要領）
4. 予約	①窓口	・診療後の予約（患者さんの希望日時などの把握） ・予約だけ取りにきた場合の対応 ・診療内容と予約時間の調整 ・医院のスケジュールの把握と予約時間の調整 ・無断キャンセルへの対応 ・混雑時の患者対応 ・体調不良な患者さんへの対応
	②電話	・新患、再来新患の予約（急患かどうかの判断） ・予約の変更への対応（診療内容による予約変更可能期間の判断、カルテの読取り、院長の指示）

5. 説明	①院内システム	・院内システム、診療システムの理解 ・診療の流れ、所用時間、治療回数などの理解 ・診療費の理解(保険、自費)
	②診療内容	・種々の診療に対する十分な知識 ・院長との連絡
	③リコール	・院内システム(リコールシステムの重要性、方法など) ・リコールの時期、内容などの把握 ・必要な資料、書類など ・種々の診療に対する十分な知識(治療経過、予後など)
6. 窓口事務	①カルテ作成	・保険の種別とカルテ用紙の選択 ・カルテへの転記事項の転記(コピーカルテへのコピー)
	②診察券発行	・診察券の作成(番号、名前などの正確な記入) ・磁気カードの場合には、磁気カードへの入力 ・次回治療約束日時の記入(患者さんの希望日時などの把握) ・次回治療約束日時の確認
	③パンフレット発行	・診療システム、リコールシステム、その他各種の注意(抜歯後、ブラッシング、義歯の取り扱いなど)のパンフレットがある場合、いつ、何を渡すかの判断
	④資料整理	・院内システム、診療システムの理解 ・カルテ(問診表やメモなどを含む)、レントゲン、模型や口腔内写真などの整理方法の理解
7. 窓口会計	①現金出納	・保険種別による患者負担額の正確な計算と徴収 ・未収金の管理と徴収 ・支払いの管理
	②領収書発行	・患者名、金額などの正確な記入 ・コンピューター、レジの場合には、正確な操作
	③日計表作成	・患者名、点数、負担金、領収額、未収金、自費収入、雑収入などの正確な記入と計算
	④出入金伝票作成	・保険収入、自費収入、雑収入の仕分けと入金伝票の作成 ・出金伝票の作成
8. 保険請求		・保険請求に関する正確な知識 ・診療に関する正確な知識(病名、処置内容など) ・カルテの読取り ・レセプトへの記入と正確な計算 ・レセプトコンピューター使用の場合には、コンピューター操作の習熟 ・総括表の作成と綴り方、記録 ・提出
9. 技工物管理	①院内	・各種技工物の製作日数と約束日の確認 ・急ぎの技工物の予定確認(出来上がり、患者さんの都合) ・技工伝票の仕分けと管理(院内と外注)
	②外注	・外注技工の発注(技工伝票、患者さん情報) ・予約日と納品日の確認 ・納品技工物の点検、保管

10. 物品管理	①発注	・材料の在庫の確認と発注先への適切な注文(時期、量) ・単価の把握(仕入原価の比較など) ・コスト意識(使用量の把握と削減)
	②在庫	・物品管理台帳の記入と適切な在庫量の把握 ・在庫品の整理、整頓 ・在庫品の定数管理
11. 準備、管理	①玄関、待合室	・十分な清掃 ・スリッパ(清潔さ)、備え置きの本などの整理、整頓 ・患者用トイレの管理(清掃とペーパーや芳香剤の補充など)
	②受付	・十分な清掃 ・販売品(ハブラシなど)の整理、整頓 ・コンピューター、レジなどの準備 ・つり銭の準備
	③外回り	・十分な清掃 ・自転車置場の整理、駐車場の管理 ・植木、看板や表示物などの保全、管理
	④音響	・BGMの選択 ・音量の調整
	⑤空調	・適切な室温調整(エアコン) ・適切な湿度調整(加湿器) ・十分な換気
	⑥表示物	・休診、休憩の予告 ・ポスター ・日付調整(カレンダー) ・時刻調整(時計、テレビ、ビデオなど)
	⑦配布物、貸出し	・院内報など ・コピーサービス ・ビデオ、テープ ・本

階層別能力範囲表(受付業務)(表1-b)

		極初級	初級	中級	上級	特級
1. 窓口患者応対	①新患		●—○→			
	②再来新患		●—○→			
	③急患		●—○—→			
	④再診	●—○→				
2. 来客応対		●—○——→				
3. 電話応対		●—○→				
4. 予約	①窓口		●————○→			
	②電話		●————○→			
5. 説明	①院内システム	●		○→		
	②診療内容		●—○————→			
	③リコール		●—○————→			
6. 窓口事務	①カルテ作成	●—○————→				
	②診察券発行	●—○————→				
	③パンフレット発行		●—○————→			
	④資料整理	●—○————→				
7. 窓口会計	①現金出納		●—○———→			
	②領収書発行		●—○———→			
	③日計表作成		●—○———→			
	④出入金伝票作成		●—○———→			
8. 保険請求			●—○———→			
9. 技工物管理	①院内		●—○→			
	②外注		●—○→			
10. 物品管理	①発注		●————○→			
	②在庫		●————○→			
11. 準備、管理	①玄関、待合室	●—○→				
	②受付	●—○→				
	③外まわり	●—○→				
	④音響	●—○→				
	⑤空調	●—○→				
	⑥表示物	●—○→				
	⑦配布物、貸し出し	●—○→				

秘書業務に必要な能力（職能要件明細表）（表2-a）

職種　【受付秘書】【歯科助手】【歯科衛生士】

12. スケジュール管理	①医院	・休診日（定休日、臨時）、振り替え診療日の確認 ・お盆、年末年始の休みの確認 ・診療時間の変更の確認
	②院長	・歯科医師会、学会などの諸会への出席 ・学校健診、保健所健診など ・慶弔、休暇
	③スタッフ	・早番、遅番などの管理（院内システム） ・有給休暇、慶弔、出張など ・学会、研修会など諸会への出席
13. 文書管理	①パンフレット作成	・ワープロ、パソコンの操作への習熟 ・院内システム、リコールなどのパンフレット ・抜歯後の注意、義歯の取り扱いなどのパンフレット ・院内広報としてのパンフレット
	②依頼書等の作成	・依頼書、お礼、お願い、伝言など各種文書の作成 ・企画立案
	③文書発行	・診断書などの発行 ・患者さんへの各種文書発行（紹介礼状、賀状、暑中見舞、お誕生カードなど）
14. 経理	①日計表の集計 ②出入金伝票の集計 ③請求書のチェック ④預貯金の管理 ⑤支払い管理 ⑥給与賞与の支払い ⑦月次処理 ⑧税理士との対応 ⑨その他	・コンピューター操作 ・金銭出納帳の記入 ・出入金伝票の記入 ・領収書の確認 ・請求書と納品伝票の突き合わせ ・振込み、引落し、残金確認、両替 ・材料費、技工料などの支払い ・給与（賞与）計算、給与（賞与）明細の記入 ・給与（賞与）の支払い（振込み） ・賃金台帳の作成、年末調整 ・出入金の月間集計 ・金銭出納帳、出入金伝票などの税務資料の提供 ・経営内容の相談 ・確定申告準備 ・労働保険の事務 ・出勤簿（タイムカード）の管理
15. 渉外	①歯科医師会	・スケジュール管理 ・資料作成 ・通信、連絡
	②研究会・学会	・スケジュール管理 ・参加申し込み ・資料作成 ・通信、連絡
	③同窓会	・スケジュール管理 ・参加申し込み ・資料作成 ・通信、連絡
	④技工所・業者	・診療機械、器具、材料、技工料などの見積り依頼 ・診療機械、器具、材料などの注文

	⑤自治会等地域	・自治会、地域行事への参加との対応 ・自治会費、寄付金などの支払い
	⑥その他	・近隣の住民、商店などとの交流
16. 人事（チーフ）	①スタッフ募集	・求人誌などの業者の選別（募集方法の選択） ・面接 ・採用通知
	②スタッフ教育	・新人スタッフの指導 ・マニュアルの作成 ・スタディーグループ、学会などへの参加
	③スタッフとの相談	・要望事項の聞き取り ・不平不満の処理 ・人間関係の管理 ・院長との連絡
	④その他	・歓送会、忘年会などの企画設定 ・慰安旅行、慰安会などの企画設定

＊コンピュータ管理	①e-mail	・送信 ・受信 ・予約、その他
	②HP （ホームページ）	・作成 ・更新などの管理
	③インターネット	・インターネットでの情報検索 ・機器、材料等の注文

注）この研究の進行時点では，コンピュータはレセプト以外はあまり歯科医院の業務で使われていませんでしたが、今後普及すると考えられますので追加します。

階層別能力範囲表(受付業務)(表2-b)

		極初級	初級	中級	上級	特級
12. スケジュール管理	①医院		●―――	○→		
	②院長		●―――	○→		
	③スタッフ		●―――	○→		
13. 文書管理	①パンフレット作成		●―――	○→		
	②依頼書等の作成		●―――	○→		
	③文書発行		●―――	○→		
14. 経理	①日計表の集計		●―――	○→		
	②出入金伝票の集計		●―――	○→		
	③請求書のチェック		●―――	○→		
	④預貯金の管理				●――○	→
	⑤支払い管理				●――○	→
	⑥給与賞与の支払い				●――○	→
	⑦月次処理				●――○	→
	⑧税理士との対応				●――○	→
	⑨その他				●――○	→
15. 渉外	①歯科医師会		●―――	○→		
	②研究会、学会		●―――	○→		
	③同窓会		●―――	○→		
	④技工所、業者		●―――	○→		
	⑤自治会等地域との対応		●―――	○→		
	⑥その他		●―――	○→		
16. 人事(チーフ)	①スタッフ募集				●――○	→
	②スタッフ教育				●――○	→
	③スタッフとの相談				●――○	→
	④その他				●――○	→

介助業務に必要な能力（職能要件明細表）（表3-a）

職種　【歯科助手】【歯科衛生士】

1.準備、整理、片付け	①基本セット	・基本セットの器具の種類、用途、名称の理解 ・破損物のチェックと交換（ミラー、探針、ピンセット、エキスカなど） ・診療システムの理解
	②治療器具	・各種治療器具の用途、名称の理解 ・診療内容と器具との関係の理解 ・診療システムの理解
	③カルテ、資料	・診療内容の理解 ・診療システムの理解 ・資料の保存（口腔内写真、レントゲン写真、模型、検査記録など）
	④薬品、材料	・各種薬品、材料の用途、名称の理解（基礎知識） ・診療内容の理解 ・診療システムの理解 ・補充
	⑤ユニット	・ユニットの取り扱いの理解と管理
2.診療介助	①患者誘導	・応対 ・適切な言葉遣い
	②簡単な聞き取り	・応対 ・適切な言葉遣い ・問診の基礎的知識 ・基礎的な医学知識 ・診療内容の理解 ・診療システムの理解
	③内容説明	・応対 ・適切な言葉遣い ・診療内容の理解 ・診療システムの理解 ・確実な伝達
	④チェアーサイドアシスト	・各種治療器具の用途、名称の理解 ・各種薬品、材料の用途、名称の理解（基礎知識） ・治療器具、薬品、材料の保管場所の理解 ・診療内容の理解 ・診療システムの理解
	⑤レントゲン撮影準備	・デンタル撮影の基礎的知識（二等分法、等長法などの撮影法、部位による違い） ・パントモ、セファロ撮影の基礎的知識（患者の位置、装置の操作） ・X線防御の基礎的知識
	⑥レントゲン現象	・レントゲン現像の基礎的知識 ・自動現像機の操作法 ・手現像の現像手順（現像システムの違い） ・現像液、定着液の調製、管理、交換時期の把握
3.消毒、滅菌	①薬液消毒	・汚染、感染、消毒、滅菌などに関する基礎知識 ・薬液消毒に関する基礎的知識 ・薬液消毒に関する専門的知識 ・各種器具に対する薬液消毒の方法 ・消毒液の調製、管理、交換時期の把握

	②煮沸等の消毒	・煮沸等の消毒に関する基礎的知識 ・煮沸等の消毒に関する専門的知識
	③滅菌処理	・オートクレーブ滅菌器の操作法 ・ガス滅菌器の操作法
	④レントゲン設備	・レントゲン設備の消毒に関する基礎的知識
	⑤設備	・ユニット、その他の設備の消毒に関する基礎的知識
4. 清掃	①診療室内	・一般常識、補整の必要性 ・用具の整備、保全
	②材料、器具	・一般常識、補整の必要性 ・専門的知識
	③レントゲン設備	・一般常識、補整の必要性
	④設備	・一般常識、補整の必要性
5. 廃棄物の処理	①一般廃棄物	・一般常識、補整の必要性
	②産業(医療)廃棄物 ・感染性 ・非感染性	・一般常識、基礎的知識 ・感染性廃棄物と非感染性廃棄物の区別、分別 ・産業(医療)廃棄物処理システムの理解
6. 保全、消毒	①薬品、材料、器具	・一般常識、基礎的知識 ・確実性
	②ガス、水道、電気	・一般常識 ・確実性 ・連絡先の把握
	③終了後整理整頓	・一般常識 ・確実性
	④戸締まり	・一般常識 ・確実性 ・防犯装置(セコム等)の操作
	⑤設備	・一般常識、基礎的知識 ・確実性
	⑥レントゲン設備	・一般常識、基礎的知識 ・確実性 ・連絡先の把握
	⑦その他	・緊急、非常時の役割分担(火災責任者、消火器係、消火係、誘導係などの担当)
7. 技工	①石膏注入(概形印象)	・印象材、石膏に関する基礎的知識 ・正確さ
	②模型のトリミング	・口腔解剖学に関する基礎的知識 ・正確さ

階層別能力範囲表（介助業務）（表3-b）

		極初級	初級	中級	上級	特級
1. 準備、整理、片付け	①基本セット ②治療器具 ③カルテ、資料 ④薬品、材料 ⑤ユニット	●─○→ ●───→ ●─○→ ●───→ ●─○→	○→ ○→			
2. 診療介助	①患者誘導 ②簡単な聞き取り ③内容説明 ④チェアーサイドアシスト ⑤レントゲン撮影準備 ⑥レントゲン現像	●───○→ ●───── ●───── ●───── ●───○→ ●─────	 	○→ ○→ ○→ ○→		
3. 消毒、滅菌	①薬液消毒 ②煮沸等の消毒 ③滅菌処理 ④レントゲン設備 ⑤設備	●─── ●─── ●─── ●─── ●───	○→ ○→ ○→ ○→ ○→			
4. 清掃	①診療室内 ②材料、器具 ③レントゲン設備 ④設備	●─── ●─── ●─── ●───	○→ ○→ ○→ ○→			
5. 廃棄物の処理	①一般廃棄物 ②産業(医療)廃棄物 　・感染性 　・非感染性	●─── ●─── ●───	○→ ○→ ○→			
6. 保全、消毒	①薬品、材料、器具 ②ガス、水道、電気 ③終了後整理整頓 ④戸締まり ⑤設備 ⑥レントゲン設備 ⑦その他	 ●─── ●─── 	●───○→ ●─○→ ○→ ○→ ●─○→ ●─○→ ●─○→	○→ |		
7. 技工	①石膏注入(概形印象) ②模型のトリミング	●─○→ ●─────	 ○→	→		

診療補助業務に必要な能力（職能要件明細表）（表4-a）

職種 【歯科衛生士】

1. 診査	①問診	・応対、適切な言葉遣い ・基礎的な医学知識 ・専門的な歯科知識
	②予備診査	・応対、適切な言葉遣い ・患者さんへの思いやり ・専門知識 ・正確で迅速な診査技術 ・正確で迅速な記録
	③精密診査	・応対、適切な言葉遣い ・患者さんへの思いやり ・専門知識 ・正確で迅速な診査技術 ・正確で迅速な記録
	④計画作成	・専門的な歯科知識 ・資料作成、整理 ・ＯＡ機器
2. 説明	①病状	・専門的な歯科知識 ・院長との連絡
	②診療内容	・種々の診療に関する十分な専門知識 ・院長との連絡
	③院内システム	・診療の流れ、所用時間、治療回数などの十分な理解 ・診療費の理解（保険、自費）
	④リコール	・リコール時のチェック内容の理解 ・リコール時の正確で迅速な診査
3. チェアーサイドアシスト	①レントゲン撮影の補助	・デンタル、パントモ、セファロ撮影などに関する専門知識 ・患者さんへの簡単で理解しやすい説明 ・Ｘ線防御に関する専門知識 ・正確で迅速な患者誘導
	②ラバーダム防湿	・正確で迅速なラバーダム防湿 ・無痛性 ・適切な処理
	③概形印象	・正確で迅速な印象採得 ・口腔解剖の十分な理解
	④除去（仮封）	・正確さ、迅速さ ・無痛性
	⑤スケーリング	・歯周に関する専門知識 ・患者さんへの簡単で理解しやすい説明 ・正確で迅速なスケーリング技術 ・無痛性

	⑥ルートプレーニング	・歯周に関する専門知識 ・患者さんへの簡単で理解しやすい説明 ・正確で迅速なルートプレーニング技術 ・無痛性
4. 研修	①必要図書（各階層別）	・読むべき本の研究と読了（各階層別） ・感想報告
	②研修	・シャープニング ・スケーリング、ルートプレーニング ・研修会、学会への参加、発表

階層別能力範囲表（診療補助業務）（指導業務他）（表4-b）

		極初級	初級	中級	上級	特級
1. 診査	①問診 ②予備診査 ③精密診査 ④計画作成	●——— ●———	—○——→ —○——→	——→ ——→ ●—○—→ ●—○——→		
2. 説明	①病状 ②診療内容 ③院内システム ④リコール	●——— ●——— ●——— ●———	—○——→ —○——→ —○→ —○→	——→ ——→		
3. チェアーサイドアシスト	①レントゲン撮影の補助 ②ラバーダム防湿 ③概形印象 ④除去（仮封） ⑤スケーリング ⑥ルートプレーニング	●○→ ●○→ ●○→ ●○→ ●○————	——→	●——○——→		
4. 研修	①必要図書（各階層別） ②研修	●○———— ●———	——→ —○——→	——→		

予防業務に必要な能力（職能要件明細表）（表5-a）

職種 【歯科衛生士】

5. う蝕予防		・基礎的な医学知識 ・専門的な歯科知識 ・正確で迅速な専門技術
6. う蝕抑制		・基礎的な医学知識 ・専門的な歯科知識 ・正確で迅速な専門技術
7. 予防填塞		・基礎的な医学知識 ・専門的な歯科知識 ・正確で迅速な専門技術
8. スケーリング		・歯周に関する専門知識 ・患者さんへの簡単で理解しやすい説明 ・正確で迅速なスケーリング技術 ・無痛性
9. ルートプレーニング		・歯周に関する専門知識 ・患者さんへの簡単で理解しやすい説明 ・正確で迅速なルートプレーニング技術 ・無痛性
10. 予防計画		・計画立案（患者さんにあった治療計画） ・提示、説明 ・評価 ・記録 ・再検査、再指導
11. 定期診査		・院内システムの理解（医療理念を含む） ・正確で迅速な診査技術 ・応対、適切な言葉遣い ・リコール、再検査
12. 研修	①必要図書 （各階層別）	・読むべき本の読了 ・感想報告
	②研修	・研修会、学会への参加、発表

階層別能力範囲表(診療補助業務)(指導業務他)(表5-b)

		極初級	初級	中級	上級	特級
5. う蝕予防		●――	―○――	――→		
6. う蝕抑制		●――	―○――	――→		
7. 予防塡塞		●――	―○――	――→		
8. スケーリング		●―○―→				
9. ルートプレーニング 　PTC, PMTC			●―― ●――	―○―― ―○――	――→ ――→	
10. 予防計画			●――	―○――	――――	―→
11. 定期診査			●――	―○――	――→	
12. 研修	①必要図書(各階層別) ②研修		●―― ●――	―○―― ―○――	―――― ――――	―→ ―→

指導業務に必要な能力（職能要件明細表）（表6-a）

職種 【歯科衛生士】

13. ブラッシング		・歯周疾患に関する専門知識 ・ブラッシングについての専門知識 ・関連知識 ・一般教養 ・心理学的知識 ・創意工夫
14. 食事		・歯科的専門知識 ・関連知識 ・一般教養 ・心理学的知識
15. 間食		・歯科的専門知識 ・関連知識 ・一般教養 ・心理学的知識
16. 生活	①日常的	・歯科的専門知識 ・一般教養 ・心理学的知識
	②職業、運動	・歯科的専門知識 ・関連知識（産業歯科他） ・一般教養 ・心理学的知識

階層別能力範囲表（指導業務）（表6-b）

		極初級	初級	中級	上級	特級
13. ブラッシング			●――	―○→		
14. 食事			●――	―○―	―→	
15. 間食			●――	―○―	―→	
16. 生活	①日常的 ②職業、運動		●―― ●――	―○― ――	―→ ―○―	―→

その他(表7-a)

17. 資料作成	①スライド	・専門技術(口腔内写真撮影他) ・整理
	②その他	・企画立案
18. 地域活動	①個人	・専門知識
	②集団	・公衆衛生活動
19. 在宅ケア	①補助	・専門知識 ・専門技術
	②指導	・ボランティア

その他(表7-b)

		極初級	初級	中級	上級	特級
17. 資料作成	①スライド ②その他	●──|──○──|──⇥			
18. 地域活動	①個人 ②集団		●──|──○──|──────⇥		
19. 在宅ケア	①補助 ②指導		●──|──○──|──⇥		

2-1-4 評価表をつくって評価をする

ここでは、評価を効率的、かつ公平に待遇面に直接反映できるシステムの前段階として、評価表をつくることにしましょう。評価表は業績、行動、能力の3つからなります。それぞれ何を評価するのか、項目数、内容、評価のしやすさ、使いやすさなどを考えながら表をつくります。そして、その表に基づいて、実際に評価してみます。

●評価までの流れ

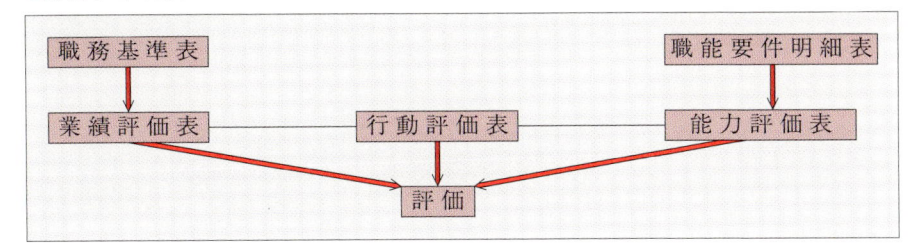

```
職務基準表                               職能要件明細表
   ↓                                        ↓
業績評価表 ―――― 行動評価表 ―――― 能力評価表
        ↘            ↓            ↙
                   評 価
```

1. 評価までの手順

①能力評価、業績評価、行動評価の3部構成(表1、2、3参照)で行います。

②評価項目

業績評価：職務基準表の項目を利用します。本項目の例では、職務基準表の項目を12項目にまとめました。得点の計算が煩雑にはなりますが、評価を仕事の内容ごとに細かく出したい場合には、項目をまとめずに利用します。

行動評価：行動(態度)についての項目をたてます。意欲、協調性、責任感など一般社会のモラル的な項目になると思います。

能力評価：職能要件明細表の項目を利用します。2-1-3でつくった職能要件明細書の項目を必要に応じてまとめます。表1では20項目にまとめてあります。

③評価は5段階か10段階

5または10；非常に優れていた

4または8；優れていた

3または6；標準・普通であった

2または4；劣っていた

1または2；非常に劣っていた

9・7・5・3・1は、その中間を表します。5段階では、評価に差がつきにくいため、10段階のように細かくすることも必要な場合があります。

④評価者

本人（自己評価）・上長の評価・院長の三者評価。

⑤評価点

各職務ごとにスタッフ自身が評価点（評価段階）を記入します。同様に上長も評価し、評価点を記入します。そして、その評価について、意見を聞き、食い違いなどについて話し合います。最後に院長が評価し、評価点を記入、その根拠についてスタッフと話し合います。ここで重要なのは、院長の出した評価を納得させることではなく、今後の能力開発につなげることですので、この話し合いは大切で必ず行います。

⑥各職務のウエイトづけ

院長の理念や医院の特徴により、どんな項目に重点を置くかはまちまちです。もちろん全項目が一様に重要なのですが、ここでは院長が特に期待し要求する項目ほど高点数となるよう配分が必要となります。そのため、ウエイトづけを行います。この章の例ではウエイト（数値）の合計を、各評価表ごとに120としてあります。

⑦待遇面へ反映するウエイトづけ

3つの評価において、最大値を一致させておくことが必要です。業績対行動対能力を3対2対1などという評価は、反映させる待遇面においてウエイトづけをしやすくするこつです（2-2-1を参照）。

⑧評価得点

評価段階にウエイトを乗じたものが、その業務の評価得点になります。2-2-1「評価して、得点を出す」につながりますが、合計最高得点を決めておきます。最終的に得点の計算に小数点がでて煩雑にならないよう、この章の例ではウエイトの合計が120で、評価段階を乗じた点数の合計点が600点としています。評価項目をまとめずに細かく分ける場合には、点数の合計点を10,000点のように設定することとなります。

2-2-1で、実際の評価の仕方、および記入例を提示しています。

能力評価の仕組みと得点（表1）

設定日　　年　　月　　日　評価日　　年　　月　　日　職種　　　　　　職階　　　　　　氏名

項目番号	評価項目	評価段落	自己評価	上長評価	院長評価	ウエイト	点　数	備　考
100	基礎知識	5　4　3　2　1				×		
200	職務に関する専門知識	5　4　3　2　1				×		
301	応　対	5　4　3　2　1				×		
302	窓口会計事務	5　4　3　2　1				×		
303	保険請求・管理事務	5　4　3　2　1				×		
304	院内外・環境管理	5　4　3　2　1				×		
305	準備・管理・保全	5　4　3　2　1				×		
306	診療介助	5　4　3　2　1				×		
307	消毒・滅菌・廃棄物処	5　4　3　2　1				×		
308	口腔内観察	5　4　3　2　1				×		
309	診療補助	5　4　3　2　1				×		
310	予防	5　4　3　2　1				×		
311	説明・指導	5　4　3　2　1				×		
312	技工	5　4　3　2　1				×		
400	判断力	5　4　3　2　1				×		
500	行動力	5　4　3　2　1				×		
600	持続力（＝根気）	5　4　3　2　1				×		
700	企画力	5　4　3　2　1				×		
800	表現力・渉外力	5　4　3　2　1				×		
900	指導力（チーフ）	5　4　3　2　1				×		
					合計	MAX 600		

業績評価の仕組みと得点(表2)

設定日　年　月　日　評価日　年　月　日　職種　　　　職階　　　　氏名

項目番号	評価項目	評価段落	自己評価	上長評価	院長評価	ウエイト	点　数	備　考
1	応　対	5　4　3　2　1				×		
2	窓口会計事務	5　4　3　2　1				×		
3	管理事務	5　4　3　2　1				×		
4	院内外・環境管理	5　4　3　2　1				×		
5	準備・管理・保全	5　4　3　2　1				×		
6	診療介助	5　4　3　2　1				×		
7	消毒・滅菌・廃棄物処理	5　4　3　2　1				×		
8	口腔内観察	5　4　3　2　1				×		
9	診療補助	5　4　3　2　1				×		
10	予防	5　4　3　2　1				×		
11	説明・指導	5　4　3　2　1				×		
12	技工	5　4　3　2　1				×		
					合計	MAX 600		

行動評価の仕組みと得点(表3)

設定日　年　月　日　評価日　年　月　日　職種＿＿＿＿　職階＿＿＿＿　氏名＿＿＿＿

項目番号	評価項目		評価段落	自己評価	上長評価	院長評価	ウエイト	点　数	備　考
1	時刻	自立性　始業時刻　終業時刻	5　4　3　2　1				×		
2	規律	自立性　就業規則　服務規律	5　4　3　2　1				×		
3	身だしなみ	清潔感　髪型　化粧	5　4　3　2　1				×		
4	動作	立ち居振る舞い　姿勢　歩き方	5　4　3　2　1				×		
5	言葉遣い	声の大きさ　明瞭さ　暖かさ明瞭さ	5　4　3　2　1				×		
6	意欲	自主性　積極性　改善性	5　4　3　2　1				×		
7	責任	責任性　責任感　責任の取り方	5　4　3　2　1				×		
8	チームワーク	協調性　連携　協力	5　4　3　2　1				×		
						合計	MAX 600		

第2章

職能給の計算

2-2-1 評価して、得点を出す

> 能力給を計算するためには、評価が必要です。「仕事の内容と程度」「能力の程度」により、期待し要求しているレベルに達しているか、どのように行動したかを評価します。評価の方法、評価の時期、評価にあたって注意すること、評価結果に対するウエイトづけなどの知識も必要です。給与は、能力、行動、業績について、賞与は、業績と行動を評価し、処遇します。

1．評価の方法

1）期間中の仕事ぶりについて、上長は注意深く観察・分析・記録します。
2）スタッフ自身も同様に、自分自身の仕事ぶりを客観的に評価します。
3）一定期間の後、この記録に基づいて、能力・行動・業績を評価表によって評価します(表1)。

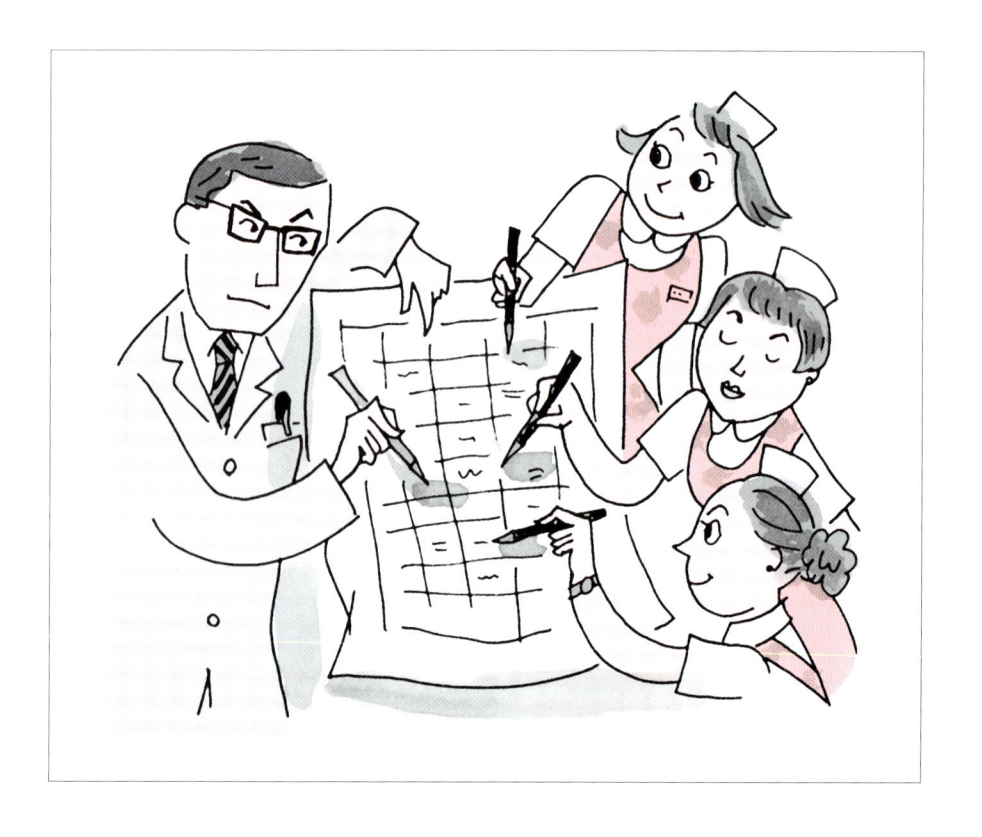

4）次に、本人、上長、院長の三者でこの結果について話し合います（**表1**）。

　このとき、本人と上長、また院長の評価のくい違う点がでた場合にはなぜ評価が異なるのか、判断基準、判断材料の実例を出して細かく話し合い、今後の成長を促すようにします。そして、最終的に出す院長の評価をよく理解してもらうことが大切です。評価をすることの目的はただ点数を出すということではなく、能力開発を行うところにも大きなねらいがあるからです。

5）したがって面談に際して、次の点に注意して下さい。

　①事実をありのまま伝える……想像や評価期間以前の行動からの先入観で評価しない。

　②1行動1評価とする……「保険証をお返しするのを忘れた」のは、能力評価。その後の対応については、行動評価というように。

　③動機づけを必ず行う……確認、励まし、気づき、動機づけの手順で行う。

　④評価の傾向を見る……自己評価については、自分にきびしい人、甘い人といるので評価が偏らないように注意します。

　⑤評価の誤差を少なくする……評価する際、次の傾向に注意します。

　　a．紋切り型の判断……スタッフのもっとも顕著な特徴から、ある1つの方向で解釈する傾向。

　　b．投射……自分と同じ性格や感情を、スタッフも持っていると考えて判断する傾向。

　　c．ハロー効果……何か1つのことが良いと、ほかのことも良く見えてしまう傾向。

表1　評価記録例

業務	評価内容	自己評価	上長評価	院長評価
電話応対	①院内システムの理解 ②診療内容の理解 ③親切かつ簡潔な応対 ④適切な質問 ⑤言葉遣いと発声 ⑥相手の確認と選別 ⑦相手に応じた対応 ⑧内容を把握した対応 ⑨確認と余韻づくり ⑩報告、連絡、相談	・内容によって変わる受け答えが不十分。 ・医院の道案内がうまくできない。 ・だらだらと説明が長くなってしまう。	・セールスに対して、ていねいな応対はよいが、早く済ませるように。 ・親切ていねいな応対と簡潔適切な応対の区別が望まれる。 ・院長への報告を忘れないように。 ・患者さんの言葉に対するフィードバックがない。	・声が綺麗で聞きやすいが、事務的で、もう少しあたたかさが欲しい。 ・患者さんのフルネームを聞くこと。 ・受話器を取るのが遅くなった場合、「お待たせをいたしました」とひと言つけ加えること。 ・相手より先に受話器を置かないこと。

d. 選択的知覚……自分が見たいと思うことを見るが、見たくないものは
　　　　　　　　　気づきにくい。
　　e. 寛大的知覚……実際よりも甘く評価してしまう。
　　f. 中心化傾向……評価が実際よりも良くも悪くもない。真ん中に偏る。
　　g. 対比誤差………評価する人が自分を基準にして評価する。
　　h. 逆算割付………最終評価から逆に素点や行動事実を決める。
　　i. 自己防衛………利害を考えて、自分が不利にならないよう評価する。
　　j. 評価回避………差し障りのない程度で、曖昧な評価をする。

2．設定、評価の期間と時期

　業績評価は年2回（賞与へ反映）、行動評価・能力評価は年4回（昇・降級、昇・降給へ反映）行います。

　後にサンプルとしてあげる川田さんの例では、業績評価の対象期間を4月1日より9月30日、10月1日より翌年3月31日までとし、それぞれ12月、6月の賞与に反映できるように設定してあります。能力評価および行動評価については、上記の対象期間をさらにそれぞれ2つに分け、4月より6月、7月より9月、10月より12月、1月より3月までの年4回の評価として、昇給降給・昇格降格に反映させます。

3．評価項目

　ここでは実例をあげます。2-1-4の「評価表をつくる」では項目をまとめましたが、業績評価では実際の仕事の内容を細かく評価したいために、職務基準表の項目をそのまま利用しました。同様に能力評価では、職能要件明細表の項目をそのまま利用します。

4．評価段階

　ここでは10段階評価とし、より細かく評価しています。

5．各職務のウエイトづけ

　院長の理念や医院の特徴により、どんな項目に重点を置くかはまちまちです。もちろん全項目が一様に重要なのですが、ここでは院長が期待し要求する項目ほど高点数となるよう配分が必要となります。そのため、ウエイトづけを行います。

　ここにあげる例ではウエイトづけした後の総合計を1000に設定し、項目ごとにウエイトを割りふります。

6．総合得点

評価段階で最高は10点であり、総合得点はウエイトを乗ずることから、最高点は10,000点になります。各評価表で最高点を一致させます。

7．各評価に対する待遇面への反映割合・ウエイトづけ

表2のように賞与に対して、初級では業績評価で出た得点に40％、行動評価で出た得点に60％乗じて、賞与計算のための得点を出します。賞与には能力評価を反映させません。賞与は過程と結果に対する報酬だからです。

職格（昇級・昇格）については、業績よりも能力や行動面の評価結果について重きを置きます（2-2-2を参照）。

表2

評価	給与評価 極初級	給与評価 初級	給与評価 中級	給与評価 上級	給与評価 特級	職格評価 極初級	職格評価 初級	職格評価 中級	職格評価 上級	職格評価 特級	賞与評価 初級	賞与評価 中級	賞与評価 上級	賞与評価 特級
業績評価		10	30	50	60	10	20	30	40	40	40	60	80	90
行動評価	80	70	40	20	10	60	50	30	20	10	60	40	20	10
能力評価	20	20	30	30	30	30	30	40	40	50				

8．職種別事例

次頁から始まる歯科衛生士・川田昌子さんの行動評価を見てください。《行動評価得点表の3・身だしなみ》の化粧の項で自己評価8、上長評価7、院長評価6となっています。このくい違いについて、考え方の違い、視点の違いなどよく話し合い、院長の評価についてよく理解してもらいます。そして改善を促します。次に、院長の評価段階6にウエイト30を乗じて180点の点数を出します。

このように項目ごとに(該当しない項目は評価せず空欄とする)点数を出し、それを合計し、行動評価の得点とします。同様に業績評価、能力評価とも合計点を出します。川田さんの業績評価点は6,995点、行動評価得点は6,710点、能力評価得点は、7,415点となりました。この点数をもって、次章の能力給の計算に移行します。同様に受け付け秘書・佐藤京子さんと歯科助手・山本ゆかりさんの得点を出してあります。

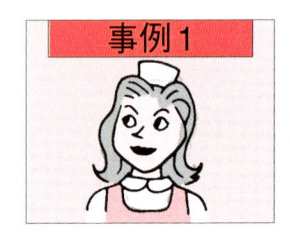

事例1 歯科衛生士：川田昌子さんの場合

能力得点評価表

設定日 10年 1月6日　評価日 10年 4月1日　職種 歯科衛生士　職階 上級　氏名 川田昌子

項目番号	評価項目	自己	上長	院長	ウエイト	点数	備考
1	基礎知識、実務知識	8	8	7	15	105	
2	職務に関する専門知識	8	8	7	15	105	
3	判断力	8	7	7	15	105	
4	行動力	7	7	7	15	105	
5	持続力（根気）	9	8	8	15	105	
6	企画力	7	7	7	15	105	
7	表現力・渉外力	8	7	7	15	105	
8	指導力（チーフ）	8	7	7	15	105	
				計	120	855	

能力得点評価表：技能編　受付業務

設定日 10年 1月6日　評価日 10年 4月1日　職種 歯科衛生士　職階 上級　氏名 川田昌子

項目番号	評価項目		自己	上長	院長	ウエイト	点数	備考
1	患者応対	新患	8	8	7	20	140	
		再来新患	8	7	7	10	70	
		急患	8	8	7	15	105	
		再診	8	7	7	10	70	
2	来客応対		7	7	7	10	70	
3	電話応対		9	7	7	20	140	
4	予約	窓口	7	7	7	10	70	
		電話	7	7	7	10	70	
5	説明	院内システム	8	8	7	10	70	
		診療内容	8	8	7	10	70	
		リコール	8	8	8	5	40	
6	窓口事務	カルテ作成	8	8	8	5	40	
		診療券発行	8	8	8	5	40	
		パンフレット発行	8	8	8	5	40	
		資料整理	8	8	8	5	40	
7	窓口会計	現金出納	8	8	7	5	35	
		領収書発行	8	8	7	5	35	
		日計表作成	8	8	7	5	35	
		入出金伝票作成						
8	保険請求							
9	技工物管理	院内						
		外注						
10	物品管理	受注						
		在庫						
11	準備、管理	玄関、待合室	8	8	8	5	40	
		受付	8	8	8	5	40	
		外回り	8	8	8	5	40	
		音響	9	8	8	5	40	
		空調	9	8	8	5	40	
					計	190	1380	

注）電話応対の項目で自己評価と上長、院長評価とがかなりくい違っています。本人の考えの甘さが大きく出ています。面談では、この点を良く理解してもらい、これからの能力開発につなげることが必要です。

能力評価得点表：技能編　秘書業務

設定日 10 年 1 月 6 日　評価日 10 年 4 月 1 日　　職種 歯科衛生士　職階 上級　氏名 川田昌子

項目番号	評価項目		自己	上長	院長	ウエイト	点数	備考
12	スケジュール管理	医院						
		院長						
		スタッフ						
13	文書管理	パンフレット作成						
		依頼書などの作成						
		文書発行						
14	経理	日計表の集計						
		入出金伝票の集計						
		請求書のチェック						
		預貯金の管理						
		支払い管理						
		給与・賞与の支払い						
		月次処理						
		税理士との対応						
		その他						
15	渉外	歯科医師会						
		研究会、学会						
		同窓会						
		技工所、業者						
		自治会など地域との対応						
		その他						
16	人事(チーフ)	スタッフ募集						
		スタッフ教育						
		スタッフとの相談						
		その他						
					計	0	0	

注）上記項目は歯科衛生士・川田昌子さんの業務範囲外なので評価しません。

能力評価得点表：技能編　介助業務

設定日 10 年 1 月 6 日　評価日 10 年 4 月 1 日　　職種 歯科衛生士　職階 上級　氏名 川田昌子

項目番号	評価項目		自己	上長	院長	ウエイト	点数	備考
17	準備、整理片づけ	基本セット	8	7	7	5	35	
		治療器具	8	8	8	5	40	
		カルテ、資料	8	8	8	5	40	
		薬品、材料	8	7	8	5	40	
18	診療介助	患者誘導	9	8	8	5	40	
		簡単な聞き取り	9	8	8	10	80	
		内容説明	9	8	8	10	80	
		チェアーサイドアシスト	9	7	7	10	70	
		レントゲン撮影準備	9	8	8	5	40	
		レントゲン現像	8	8	8	5	40	
19	消毒、滅菌	薬液消毒	9	8	8	5	40	
		煮沸などの消毒	9	8	8	5	40	
		滅菌処理	9	8	8	5	40	
		レントゲン設備	9	8	8	5	40	
		設備	9	8	8	5	40	
20	清掃	診療室内	8	7	8	5	40	
		材料、器具	8	8	8	5	40	
		レントゲン設備	8	8	8	5	40	
		設備	8	8	8	5	40	
21	廃棄物処理	一般廃棄物	9	8	8	5	40	
		産業廃棄物(感染性)	9	8	8	5	40	
		産業廃棄物(非感染性)	9	8	8	5	40	

項目番号		評価項目				計	ウエイト	点数	備考
22	保全・管理	薬品、材料、器具	8	8	8	5	40		
		ガス、水道、電気	9	8	8	5	40		
		終了後整理整頓	9	8	8	5	40		
		戸締まり	10	9	9	5	40		
		設備	8	8	8	5	40		
		レントゲン設備	8	8	8	5	40		
23	技工	概形印象への石膏注入	8	8	7	5	35		
		精密印象への石膏注入	8	8	7	10	70		
		模型のトリミング	8	7	7	10	70		
						計	180	1405	

能力得点評価表：診療補助業務

設定日 10 年 1 月 6 日　評価日 10 年 4 月 1 日　　職種　歯科衛生士　　職階　上級　氏名　川田昌子

項目番号		評価項目	自己	上長	院長	ウエイト	点数	備考
24	診査	問診	9	8	8	20	160	
		予備診査	9	7	7	15	105	
		精密診査	9	7	7	30	210	
25	説明	口腔内の現状説明	9	7	8	15	120	
		診療内容	9	8	8	15	120	
		治療後の説明	9	8	8	10	80	
		院内システム(リコールを含む)	9	8	8	10	80	
26	チェアーサイドアシスト	レントゲン撮影の補助	8	8	8	10	80	
		概形印象採得	8	7	7	20	140	
		除去(セメント、仮封)	8	7	7	20	140	
		ラバーダム防湿	9	9	9	10	90	
27	う蝕予防		9	8	8	20	160	
28	う蝕抑制		9	8	8	20	160	
29	う蝕填塞		8	8	7	20	140	
30	定期診査		9	8	8	30	240	
31	PTC、PTMC		8	7	7	15	105	
32	スケーリング		8	7	7	40	280	
33	ルートプレーニング		8	7	7	40	280	
34	指導	ブラッシング	9	7	7	40	280	
		食事、間食	8	8	7	25	175	
		保健	8	8	8	25	200	
		生活指導(治療期間中)	8	8	7	25	175	
		生活指導(治療完了後)	8	8	7	25	175	
35	資料作成	スライド	8	8	8	5	40	
		その他	8	8	8	5	40	
36	地域活動	個人						
		集団						
37	在宅ケアー	補助						
		指導						
						計	510	3775	
						総合計	1000	7415	

注) 36、37 の項目は、この医院では行っていないので、空欄になります。

業績評価得点表

設定日 9 年 10 月 1 日　評価日 10 年 4 月 1 日　　職種 歯科衛生士　職階 上級　氏名 川田昌子

項目番号		評価項目	自己	上長	院長	ウエイト	点数	備考
1	窓口応対	新患の受付	8	8	7	20	140	
		再診患者の受付	8	7	7	20	140	
		緊急患者の受付	8	8	7	20	140	
		来客の応対	7	8	7	10	70	
		電話の応対	9	7	7	25	175	
		院内システムの説明	8	7	7	20	140	
2	窓口会計事務	保険証より診療録への転記	8	8	8	5	40	
		診療券の発行	8	8	8	5	40	
		社会保険点数への読解	7	7	6	5	30	
		窓口会計	8	8	9	10	90	
		現金出納、領収書の発行	8	7	7	5	35	
		時間を決め予約簿に記入	7	6	6	20	120	
		窓口日計表の記帳	8	8	8	5	40	
3	管理事務	入出金伝票の記帳						
		書類、伝票や郵便物の整理						
		物品の注文						
		技工所や業者への連絡事務						
		歯科医師会関係の連絡事務						
		診療録や資料の整理						
		窓口請求事務						
4	院内外環境管理	医院、外回りの清掃	8	7	7	5	35	
		医院内の清掃	8	7	6	5	30	
		ユニット、チェアーの清掃	8	7	7	5	35	
		ユニット、チェアーの保全	8	7	7	5	35	
		冷暖房、換気などの空調管理	9	8	7	5	35	
		BGM、TV、ビデオ等の調整や管理	9	8	8	5	40	
		ユニフォーム、エプロンなどの洗濯物の管理	9	7	7	5	35	
		ガス、水道、電気などの始業前調整	8	8	8	5	40	
		ガス、水道、電気などの後始末	8	8	8	5	40	
		業務終了後の整理整頓と後始末	8	7	7	5	35	
					計	220	1560	

項目番号		評価項目	自己	上長	院長	ウエイト	点数	備考
5	準備・管理・保全	ワークテーブルへ材料、薬品を補充	7	7	7	5	35	
		材料、薬品、器具などの管理	8	7	7	5	35	
		リーマー、ファイルの消毒、整理	8	7	7	5	35	
		バー、ポイント類の消毒、整理	8	7	6	5	30	
		タービン、ハンドピース、コントラ等の清掃	8	7	7	5	35	
		タービン、ハンドピース、コントラ等の保全	8	7	7	5	35	
		レントゲン自動現像機の管理	8	8	8	5	40	
		レントゲン現像液、定着液の処方	8	8	8	5	40	
6	診療介助	基本セットの準備と片づけ	8	8	8	5	40	
		患者の誘導、エプロンかけ、治療準備	9	9	8	5	40	
		簡単な聴き取り	8	7	6	10	60	
		排唾管の口腔内出し入れ	8	7	7	5	35	
		サクション操作	8	6	6	15	90	
		セメント各種、練板等の準備、練和、片づけ	8	7	7	5	35	
		印象材、トレーの準備、練和、手渡し、片づけ	8	8	7	5	35	
		コンポジットレジンの準備、手渡し、片づけ	8	8	7	5	35	
		歯内療法器具の準備、手渡し、片づけ	8	8	7	5	35	
		補綴、修復治療用器具の準備、手渡し、片づけ	8	8	7	5	35	
		麻酔器具の準備、手渡し、片づけ	8	8	7	5	35	
		手術用器具の準備、手渡し、片づけ	8	8	7	5	35	
		矯正治療具の準備、手渡し、片づけ	8	8	7	5	35	
		レントゲン撮影準備、片づけ	8	8	8	5	40	
		レントゲンフィルムの現像	7	7	7	5	35	
		レントゲンフィルムの整理	8	7	7	5	35	
		口腔内写真の撮影	7	7	6	20	120	
7	廃棄物・消毒減菌処理	薬液消毒	9	9	9	5	45	
		煮沸、減菌器などでの処理	9	9	9	5	45	
		一般廃棄物の処理	9	9	9	5	45	
		感染性医療廃棄物の処理	9	8	9	5	45	
		非感染性医療廃棄物の処理	9	8	9	5	45	
					計	180	1285	

項目番号		評価項目	自己	上長	院長	ウエイト	点数	備考
8	観察口腔内	口腔内の予備診査	9	7	6	30	180	
		歯肉炎の検査	8	7	7	30	210	
		ポケット測定	9	7	7	30	210	
		コンタクト検査	9	7	7	30	210	
9	診療補助	ラバーダム防湿	7	8	7	10	70	
		簡易防湿	8	8	8	10	80	
		概形印象	7	7	6	20	120	
		装着後のセメント除去	8	6	6	20	120	
		仮封剤の除去	8	7	7	10	70	
10	予防	フッ素塗布	8	8	8	10	80	
		予防填塞	8	7	7	30	210	
		スケーリング	9	7	7	50	350	
		ルートプレーニング	9	7	6	50	300	
11	説明・指導	投薬の説明	9	8	7	10	70	
		口腔内の現状説明	8	7	7	20	140	
		治療後の説明	8	7	7	10	70	
		刷掃指導	7	7	8	50	400	
		保健指導	7	7	7	40	280	
		食事、間食指導	7	7	7	40	280	
		治療期間中の生活指導（療養法）	7	6	7	40	280	
		治療完了後の生活指導（養生法）	7	6	7	40	280	
12	技工	概形印象への石膏注入	8	8	7	5	35	
		精密印象への石膏注入	8	8	7	10	70	
		石膏模型のトリミング	8	7	7	5	35	
					計	600	4150	
					総合計	1000	6995	

行動評価得点表

設定日 10 年 1 月 6 日　評価日 10 年 4 月 1 日　　職種 歯科衛生士　職階 上級　氏名 川田昌子

項目番号		評価項目	自己	上長	院長	ウエイト	点数	備考
1	時刻	自律性	7	7	7	60	420	
		始業時刻	9	7	7	20	140	
		終業時刻	6	6	6	10	60	
2	規律	自律性	7	7	6	50	300	
		就業規則	8	6	6	30	180	
		服務規律	8	6	6	20	120	
3	身だしなみ	清潔感	9	8	7	30	210	
		髪型	8	10	8	30	240	
		化粧	8	7	6	30	180	
4	動作	立ち居振る舞い	8	7	7	40	280	
		姿勢	9	7	7	20	140	
		歩き方	7	6	6	20	120	
5	言葉遣い	声の大きさ	9	7	7	30	210	
		明瞭さ	9	8	7	50	350	
		あたたかさ明るさ	7	6	6	50	300	
6	意欲	自主性	6	6	6	70	420	
		積極性	6	5	6	50	300	
		改善性	5	5	5	60	300	
7	責任	責任性	8	8	8	60	480	
		責任感	8	8	7	50	350	
		責任の取り方	7	6	7	50	350	
8	チームワーク	協調性	7	7	7	60	420	
		連携性	7	6	7	60	420	
		協力性	7	7	7	60	420	
					計	1010	6710	

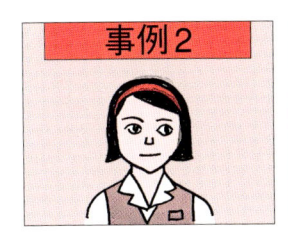

事例2　受付秘書：佐藤京子さんの場合

能力評価得点表

設定日 10 年 1 月 6 日　評価日 10 年 4 月 1 日　職種 受付秘書　職階 初級　氏名 佐藤京子

項目番号	評価項目	自己	上長	院長	ウエイト	点数	備考
1	基礎知識、実務知識	5	5	5	15	75	
2	職務に関する専門知識	5	5	5	15	75	
3	判断力	5	5	5	15	75	
4	行動力	7	8	8	15	120	
5	持続力（根気）	8	8	7	15	105	
6	企画力	6	6	6	15	90	
7	表現力・渉外力	6	7	7	15	105	
8	指導力（チーフ）						
				計	105	645	

能力評価得点表：技能編受付業務

設定日 10 年 1 月 6 日　評価日 10 年 4 月 1 日　職種 受付秘書　職階 初級　氏名 佐藤京子

項目番号	評価項目		自己	上長	院長	ウエイト	点数	備考
1	患者応対	新患	6	6	6	40	240	
		再来新患	6	6	6	30	180	
		急患	5	6	5	40	200	
		再診	7	7	6	20	120	
2	来客応対		6	6	6	30	180	
3	電話応対		5	5	5	50	250	
4	予約	窓口	5	6	6	40	240	
		電話	5	6	5	40	200	
5	説明	院内システム	5	5	5	30	150	
		診療内容	5	5	5	30	150	
		リコール	5	6	6	20	120	
6	窓口事務	カルテ作成	7	7	7	15	105	
		診療券発行	7	8	8	15	120	
		パンフレット発行	7	7	7	15	105	
		資料整理	7	7	7	15	105	
7	窓口会計	現金出納	7	7	7	30	210	
		領収書発行	8	8	7	15	105	
		日計表作成	7	7	7	30	210	
		入出金伝票作成	8	7	7	30	210	
8	保険請求		6	6	6	50	300	
9	技工物管理	院内	6	6	6	20	120	
		外注	6	6	6	20	120	

項目番号		評価項目						
10	物品管理	受注	6	6	6	20	120	
		在庫	6	6	6	20	120	
11	準備、管理	玄関、待合室	7	6	6	10	60	
		受付	7	7	6	10	60	
		外回り	7	6	6	10	60	
		音響	7	7	7	10	70	
		空調	7	7	7	10	70	
					計	715	4300	

能力評価得点表：技能編　秘書業務

設定日 10 年 1 月 6 日　評価日 10 年 4 月 1 日　　職種　受付秘書　　職階　初級　氏名　佐藤京子

項目番号		評価項目	自己	上長	院長	ウエイト	点数	備考
12	スケジュール管理	医院	6	6	6	10	60	
		院長	6	6	6	10	60	
		スタッフ	6	6	6	10	60	
13	文書管理	パンフレット作成	6	6	5	15	75	
		依頼書などの作成	6	6	6	5	30	
		文書発行	6	6	6	10	60	
14	経理	日計表の集計	7	6	6	10	60	
		入出金伝票の集計	7	6	6	10	60	
		請求書のチェック	7	7	7	5	35	
		預貯金の管理	7	6	7	5	35	
		支払い管理	7	7	6	10	60	
		給与・賞与の支払い	6	6	6	20	120	
		月次処理	6	5	5	20	100	
		税理士との対応	6	6	5	5	25	
		その他	6	6	6	5	30	
15	渉外	歯科医師会	6	6	6	5	30	
		研究会、学会	6	6	6	5	30	
		同窓会	6	6	6	5	30	
		技工所、業者	6	6	6	5	30	
		自治会など地域との対応	6	6	6	5	30	
		その他	6	6	6	5	30	
16	人事(チーフ)	スタッフ募集						
		スタッフ教育						
		スタッフとの相談						
		その他						
					計	180	1050	

能力評価得点表：技能編　介助業務

設定日 10 年 1 月 6 日　評価日 10 年 4 月 1 日　　職種　受付秘書　　職階　初級　氏名　佐藤京子

項目番号		評価項目	自己	上長	院長	ウエイト	点数	備考
17	準備、整理片づけ	基本セット						
		治療器具						
		カルテ、資料						
		薬品、材料						
18	診療介助	患者誘導						
		簡単な聞き取り						
		内容説明						
		チェアーサイドアシスト						
		レントゲン撮影準備						
		レントゲン現像						

項目番号	評価項目		自己	上長	院長	ウエイト	点数	備考
19	消毒、滅菌	薬液消毒						
		煮沸などの消毒						
		滅菌処理						
		レントゲン設備						
		設備						
20	清掃	診療室内						
		材料、器具						
		レントゲン設備						
		設備						
21	廃棄物処理	一般廃棄物						
		産業廃棄物(感染性)						
		産業廃棄物(非感染性)						
22	保全・管理	薬品、材料、器具						
		ガス、水道、電気						
		終了後整理整頓						
		戸締まり						
		設備						
		レントゲン設備						
23	技工	概形印象への石膏注入						
		精密印象への石膏注入						
		模型のトリミング						
					計	0	0	

能力評価得点表：技能編　介助業務

設定日 10 年 1 月 6 日　評価日 10 年 4 月 1 日　職種 受付秘書　職階 初級　氏名 佐藤京子

項目番号	評価項目		自己	上長	院長	ウエイト	点数	備考
24	診査	問診						
		予備診査						
		精密診査						
25	説明	口腔内の現状説明						
		診療内容						
		治療後の説明						
		院内システム(リコールを含む)						
26	チェアーサイドアシスト	レントゲン撮影の補助						
		概形印象採得						
		除去(セメント、仮封)						
		ラバーダム防湿						
27	う蝕予防							
28	う蝕抑制							
29	う蝕填塞							
30	定期診査							
31	PTC、PTMC							
32	スケーリング							
33	ルートプレーニング							
34	指導	ブラッシング						
		食事、間食						
		保健						
		生活指導(治療期間中)						
		生活指導(治療完了後)						
35	資料作成	スライド						
		その他						
36	地域活動	個人						
		集団						
37	在宅ケアー	補助						
		指導						
					計	0	0	
					総合計	1000	5995	

行動評価得点表

設定日 10年 1月6日　評価日 10年 4月1日　職種 受付秘書　職階 初級　氏名 佐藤京子

項目番号		評価項目	自己	上長	院長	ウエイト	点数	備考
1	時刻	自立性	6	6	6	60	360	
		始業時刻	8	9	8	20	160	
		終業時刻	6	7	7	10	70	
2	規律	自立性	6	6	6	50	300	
		就業規則	6	6	6	30	180	
		服務規律	6	6	6	20	120	
3	身だしなみ	清潔感	7	7	7	40	280	
		髪型	7	7	8	40	320	
		化粧	7	7	8	40	320	
4	動作	立ち居振る舞い	7	7	7	30	210	
		姿勢	7	7	7	20	140	
		歩き方	7	7	7	20	140	
5	言葉遣い	声の大きさ	8	8	8	40	320	
		明瞭さ	7	8	7	50	350	
		あたたかさ明るさ	9	9	9	50	450	
6	意欲	自主性	7	7	7	50	350	
		積極性	7	7	6	50	300	
		改善性	6	6	6	50	300	
7	責任	責任性	7	6	6	50	300	
		責任感	7	6	6	50	300	
		責任の取り方	7	6	6	50	300	
8	チームワーク	協調性	8	8	8	60	480	
		連携性	8	7	8	60	480	
		協力性	8	7	8	60	480	
					計	1000	7010	

業績評価得点表

設定日 9年 10月1日　評価日 10年 4月1日　職種 受付秘書　職階 初級　氏名 佐藤京子

項目番号		評価項目	自己	上長	院長	ウエイト	点数	備考
1	窓口応対	新患の受付	6	6	6	80	480	
		再診患者の受付	6	6	6	60	360	
		緊急患者の受付	5	6	5	70	350	
		来客の応対	6	6	6	60	360	
		電話の応対	5	5	5	80	400	
		院内システムの説明	5	5	5	60	300	
2	窓口会計事務	保険証より診療録への転記	7	8	8	20	160	
		診療券の発行	7	8	8	20	160	
		社会保険点数への読解	5	5	4	60	240	
		窓口会計	7	7	7	50	350	
		現金出納、領収書の発行	7	8	8	60	480	
		時間を決め予約簿に記入	7	6	6	80	480	
		窓口日計表の記帳	7	7	7	30	210	
3	管理事務	入出金伝票の記帳	8	7	7	30	210	
		書類、伝票や郵便物の整理	8	7	7	20	140	
		物品の注文	7	7	7	30	210	
		技工所や業者への連絡事務	6	6	6	20	120	
		歯科医師会関係の連絡事務	6	6	6	20	120	
		診療録や資料の整理	7	6	6	30	180	
		窓口請求事務	6	6	6	40	240	

第2部第2章 職能給の計算

項目番号		評価項目	自己	上長	院長	ウエイト	点数	備考
4	院内外環境管理	医院、外回りの清掃	7	7	7	20	140	
		医院内の清掃	7	7	6	20	120	
		ユニット、チェアーの清掃						
		ユニット、チェアーの保全						
		冷暖房、換気などの空調管理	7	7	7	10	70	
		BGM、TV、ビデオ等の調整や管理	7	7	7	10	70	
		ユニフォーム、エプロンなどの洗濯物の管理	7	7	7	10	70	
		ガス、水道、電気などの始業前調整						
		ガス、水道、電気などの後始末						
		業務終了後の整理整頓と後始末	7	7	7	10	70	
					計	1000	6090	

項目番号		評価項目	自己	上長	院長	ウエイト	点数	備考
5	準備・管理・保全	ワークテーブルへ材料、薬品を補充						
		材料、薬品、器具などの管理						
		リーマー、ファイルの消毒、整理						
		バー、ポイント類の消毒、整理						
		タービン、ハンドピース、コントラ等の清掃						
		タービン、ハンドピース、コントラ等の保全						
		レントゲン自動現像機の管理						
		レントゲン現像液、定着液の処方						
6	診療介助	基本セットの準備と片づけ						
		患者の誘導、エプロンかけ、治療準備						
		簡単な聴き取り						
		排唾管の口腔内出し入れ						
		サクション操作						
		セメント各種、練板等の準備、練和、片づけ						
		印象材、トレーの準備、練和、手渡し、片づけ						
		コンポジットレジンの準備、手渡し、片づけ						
		歯内療法器具の準備、手渡し、片づけ						
		補綴、修復治療用器具の準備、手渡し、片づけ						
		麻酔器具の準備、手渡し、片づけ						
		手術用器具の準備、手渡し、片づけ						
		矯正治療器具の準備、手渡し、片づけ						
		レントゲン撮影準備、片づけ						
		レントゲンフィルムの現像						
		レントゲンフィルムの整理						
		口腔内写真の撮影						
7	廃棄物・消毒滅菌処理	薬液消毒						
		煮沸、滅菌器などでの処理						
		一般廃棄物の処理						
		感染性医療廃棄物の処理						
		非感染性医療廃棄物の処理						
					計	0	0	

項目番号		評価項目	自己	上長	院長	ウエイト	点数	備考
8	口腔内観察	口腔内の予備診査						
		歯肉炎の検査						
		ポケット測定						
		コンタクト検査						
9	診療補助	ラバーダム防湿						
		簡易防湿						
		概形印象						
		装着後のセメント除去						
		仮封剤の除去						
10	予防	フッ素塗布						
		予防填塞						
		スケーリング						
		ルートプレーニング						
11	説明・指導	投薬の説明						
		口腔内の現状説明						
		治療後の説明						
		刷掃指導						
		保健指導						
		食事、間食指導						
		治療期間中の生活指導（療養法）						
		治療完了後の生活指導（養生法）						
12	技工	概形印象への石膏注入						
		精密印象への石膏注入						
		石膏模型のトリミング						
					計	0	0	
					総合計	1000	6090	

注）業務範囲以外は評価しません。

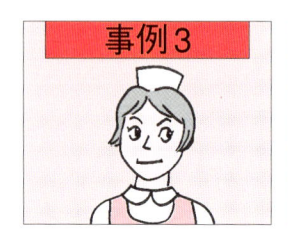

事例3 歯科助手：山本ゆかりさんの場合

能力評価得点表

設定日 10 年 1 月 6 日　評価日 10 年 4 月 1 日　職種 歯科助手　職階 中級　氏名 山本ゆかり

項目番号	評価項目	自己	上長	院長	ウエイト	点数	備考
1	基礎知識、実務知識	7	8	8	15	120	
2	職務に関する専門知識	7	8	8	15	120	
3	判断力	7	8	8	15	120	
4	行動力	8	8	9	15	135	
5	持続力（根気）	8	9	8	15	120	
6	企画力	7	8	8	15	120	
7	表現力・渉外力	7	8	8	15	120	
8	指導力（チーフ）	7	7	8	15	120	
				計	120	975	

能力評価得点表：技術編　受付業務

設定日 10 年 1 月 6 日　評価日 10 年 4 月 1 日　職種 歯科助手　職階 初級　氏名 山本ゆかり

項目番号	評価項目		自己	上長	院長	ウエイト	点数	備考
1	患者応対	新患	7	9	9	30	270	
		再来新患	7	9	9	20	180	
		急患	7	8	8	30	240	
		再診	7	9	9	20	180	
2	来客応対		7	8	8	20	160	
3	電話応対		7	8	7	30	210	
4	予約	窓口						
		電話						
5	説明	院内システム	7	8	8	20	160	
		診療内容	8	8	8	20	160	
		リコール	8	8	8	20	160	
6	窓口事務	カルテ作成						
		診療券発行						
		パンフレット発行						
		資料整理						
7	窓口会計	現金出納						
		領収書発行						
		日計表作成						
		入出金伝票作成						
8	保険請求							
9	技工物管理	院内						
		外注						
10	物品管理	受注						
		在庫						
11	準備、管理	玄関、待合室	7	8	8	10	80	
		受付	7	8	8	10	80	
		外回り	7	8	8	10	80	
		音響	8	8	8	10	80	
		空調	8	8	8	10	80	
					計	260	2120	

能力評価得点表：技能編　秘書業務

設定日 10 年　1 月 6 日　評価日 10 年　4 月 1 日　　職種　歯科助手　　職階　中級　　氏名　山本ゆかり

項目番号	評価項目		自己	上長	院長	ウエイト	点数	備考
12	スケジュール管理	医院						
		院長						
		スタッフ						
13	文書管理	パンフレット作成						
		依頼書などの作成						
		文書発行						
14	経理	日計表の集計						
		入出金伝票の集計						
		請求書のチェック						
		預貯金の管理						
		支払い管理						
		給与・賞与の支払い						
		月次処理						
		税理士との対応						
		その他						
15	渉外	歯科医師会						
		研究会、学会						
		同窓会						
		技工所、業者						
		自治会など地域との対応						
		その他						
16	人事(チーフ)	スタッフ募集						
		スタッフ教育						
		スタッフとの相談						
		その他						
					計	0	0	

能力評価得点表：技能編　介助業務

設定日 10 年　1 月 6 日　評価日 10 年　4 月 1 日　　職種　歯科助手　　職階　中級　　氏名　山本ゆかり

項目番号	評価項目		自己	上長	院長	ウエイト	点数	備考
17	準備、整理片づけ	基本セット	8	9	9	20	180	
		治療器具	8	9	8	20	160	
		カルテ、資料	8	8	8	20	160	
		薬品、材料	8	8	8	20	160	
18	診療介助	患者誘導	8	8	9	30	270	
		簡単な聞き取り	7	8	8	30	240	
		内容説明	7	8	8	20	160	
		チェアーサイドアシスト	7	8	8	70	560	
		レントゲン撮影準備	7	9	9	20	180	
		レントゲン現像	7	9	9	20	180	
19	消毒、滅菌	薬液消毒	8	8	8	10	80	
		煮沸などの消毒	8	8	8	10	80	
		滅菌処理	8	8	8	20	160	
		レントゲン設備	7	8	8	15	120	
		設備	7	8	8	10	80	
20	清掃	診療室内	7	7	8	20	160	
		材料、器具	8	8	8	20	160	
		レントゲン設備	8	8	8	15	120	
		設備	8	8	8	20	160	
21	廃棄物処理	一般廃棄物	8	8	8	15	120	
		産業廃棄物(感染性)	8	9	9	20	180	
		産業廃棄物(非感染性)	8	8	8	20	160	

項目番号		評価項目				ウエイト	点数	
22	保全・管理	薬品、材料、器具	7	8	8	20	160	
		ガス、水道、電気	8	8	8	10	80	
		終了後整理整頓	8	8	8	10	80	
		戸締まり	8	9	9	5	40	
		設備	8	8	8	20	160	
		レントゲン設備	7	8	8	20	160	
23	技工	概形印象への石膏注入	7	8	8	20	160	
		精密印象への石膏注入	7	7	7	30	210	
		模型のトリミング	7	7	7	20	140	
					計	620	5020	

能力評価得点表：診療補助業務

設定日 10年 1月6日　評価日 10年 4月1日　職種 歯科助手　職階 中級　氏名 山本ゆかり

項目番号	評価項目		自己	上長	院長	ウエイト	点数	備考
24	診査	問診						
		予備診査						
		精密診査						
25	説明	口腔内の現状説明						
		診療内容						
		治療後の説明						
		院内システム(リコールを含む)						
26	チェアーサイドアシスト	レントゲン撮影の補助						
		概形印象採得						
		除去(セメント、仮封)						
		ラバーダム防湿						
27	う蝕予防							
28	う蝕抑制							
29	う蝕填塞							
30	定期診査							
31	PTC、PTMC							
32	スケーリング							
33	ルートプレーニング							
34	指導	ブラッシング						
		食事、間食						
		保健						
		生活指導(治療期間中)						
		生活指導(治療完了後)						
35	資料作成	スライド						
		その他						
36	地域活動	個人						
		集団						
37	在宅ケアー	補助						
		指導						
					計		0	0
					総合計		1000	8115

業績評価得点表

設定日 9 年 10 月 1 日　評価日 10 年 4 月 1 日　　職種　歯科助手　　職階　中級　氏名　山本ゆかり

項目番号		評価項目	自己	上長	院長	ウエイト	点数	備考
1	窓口応対	新患の受付	7	8	8	40	320	
		再診患者の受付	7	8	8	30	240	
		緊急患者の受付	7	8	8	40	320	
		来客の応対	7	8	7	20	140	
		電話の応対	7	8	8	40	320	
		院内システムの説明	7	8	7	30	210	
2	窓口会計事務	保険証より診療録への転記						
		診療券の発行						
		社会保険点数への読解						
		窓口会計						
		現金出納、領収書の発行						
		時間を決め予約簿に記入						
		窓口日計表の記帳						
3	管理事務	入出金伝票の記帳						
		書類、伝票や郵便物の整理						
		物品の注文						
		技工所や業者への連絡事務						
		歯科医師会関係の連絡事務						
		診療録や資料の整理						
		窓口請求事務						
4	院内外環境管理	医院、外回りの清掃	7	8	7	20	140	
		医院内の清掃	7	8	7	20	140	
		ユニット、チェアーの清掃	7	7	7	25	175	
		ユニット、チェアーの保全	7	7	7	25	175	
		冷暖房、換気などの空調管理	8	8	8	10	80	
		BGM、TV、ビデオ等の調整や管理	8	8	8	10	80	
		ユニフォーム、エプロンなどの洗濯物の管理	8	8	8	10	80	
		ガス、水道、電気などの始業前調整	8	8	8	10	80	
		ガス、水道、電気などの後始末	8	8	8	10	80	
		業務終了後の整理整頓と後始末	8	8	8	10	80	
					計	350	2660	

項目番号		評価項目	自己	上長	院長	ウエイト	点数	備考
5	準備・管理・保全	ワークテーブルへ材料、薬品を補充	8	8	8	15	120	
		材料、薬品、器具などの管理	7	7	8	15	120	
		リーマー、ファイルの消毒、整理	8	8	8	15	120	
		バー、ポイント類の消毒、整理	8	8	8	15	120	
		タービン、ハンドピース、コントラ等の清掃	8	8	8	15	120	
		タービン、ハンドピース、コントラ等の保全	8	8	8	15	120	
		レントゲン自動現像機の管理	8	8	8	15	120	
		レントゲン現像液、定着液の処方	8	8	9	15	135	
6	診療介助	基本セットの準備と片づけ	8	8	9	10	90	
		患者の誘導、エプロンがけ、治療準備	8	9	9	20	180	
		簡単な聴き取り	7	7	8	30	240	
		排唾管の口腔内出し入れ	7	9	9	20	180	
		サクション操作	7	8	9	50	450	
		セメント各種、練板等の準備、練和、片づけ	8	8	9	25	225	
		印象材、トレーの準備、練和、手渡し、片づけ	8	8	9	25	225	
		コンポジットレジンの準備、手渡し、片づけ	8	8	9	25	225	
		歯内療法器具の準備、手渡し、片づけ	7	7	8	25	200	
		補綴、修復治療用器具の準備、手渡し、片づけ	7	7	8	25	200	
		麻酔器具の準備、手渡し、片づけ	8	8	8	25	200	
		手術用器具の準備、手渡し、片づけ	7	8	8	25	200	
		矯正治療具の準備、手渡し、片づけ	7	7	8	25	200	
		レントゲン撮影準備、片づけ	8	8	9	20	180	
		レントゲンフィルムの現像	7	8	9	25	225	
		レントゲンフィルムの整理	8	8	8	15	120	
		口腔内写真の撮影	7	7	7	30	210	
7	廃棄物・消毒処理滅菌	薬液消毒	8	8	8	10	80	
		煮沸、滅菌器などでの処理	8	8	8	10	80	
		一般廃棄物の処理	8	8	8	10	80	
		感染性医療廃棄物の処理	8	8	8	10	80	
		非感染性医療廃棄物の処理	8	8	8	10	80	
					計	590	4925	

項目番号	評価項目		自己	上長	院長	ウエイト	点数	備考
8	観察口腔内	口腔内の予備診査						
		歯肉炎の検査						
		ポケット測定						
		コンタクト検査						
9	診療補助	ラバーダム防湿						
		簡易防湿						
		概形印象						
		装着後のセメント除去						
		仮封剤の除去						
10	予防	フッ素塗布						
		予防填塞						
		スケーリング						
		ルートプレーニング						
11	説明・指導	投薬の説明						
		口腔内の現状説明						
		治療後の説明						
		刷掃指導						
		保健指導						
		食事、間食指導						
		治療期間中の生活指導（療養法）						
		治療完了後の生活指導（養生法）						
12	技工	概形印象への石膏注入	7	8	8	20	160	
		精密印象への石膏注入	7	7	7	30	210	
		石膏模型のトリミング	7	7	7	10	70	
					計	60	440	
					総合計	1000	8025	

行動評価得点表

設定日 10 年 1 月 6 日　評価日 10 年 4 月 1 日　職種 歯科助手　職階 中級　氏名 山本ゆかり

項目番号	評価項目		自己	上長	院長	ウエイト	点数	備考
1	時刻	自律性	8	8	8	60	480	
		始業時刻	8	9	9	20	180	
		終業時刻	8	8	8	10	80	
2	規律	自律性	8	8	8	50	400	
		就業規則	8	8	8	30	240	
		服務規律	8	8	8	20	160	
3	身だしなみ	清潔感	9	9	9	30	270	
		髪型	9	9	9	30	270	
		化粧	8	9	8	30	240	
4	動作	立ち居振る舞い	8	8	8	40	320	
		姿勢	7	8	8	20	160	
		歩き方	7	7	8	20	160	
5	言葉遣い	声の大きさ	7	8	7	40	280	
		明瞭さ	7	7	8	50	400	
		あたたかさ明るさ	8	9	9	50	450	
6	意欲	自主性	7	7	7	60	420	
		積極性	7	7	7	60	420	
		改善性	8	7	7	50	350	
7	責任	責任性	9	9	8	50	400	
		責任感	9	8	8	50	400	
		責任の取り方	8	8	7	50	350	
8	チームワーク	協調性	9	9	9	60	540	
		連携性	8	8	7	60	420	
		協力性	8	9	8	60	480	
					計	1000	7870	

■事例3名の評価

氏　名	職　種	級	業績評価	行動評価	能力評価
川田　昌子	歯科衛生士	上級	6995	6710	7415
佐藤　京子	受付秘書	初級	6090	7010	5995
山本ゆかり	歯科助手	中級	8025	7870	8115

　事例3人の得点を表にまとめました。満点を10,000点としたときの各点数です。点数の違いが大きく処遇に響いてきます。ここで3人の人となりをお話ししておきます。まず、川田さんは上級ということで、自信過剰なところがあります。自己評価が一般に高く、自己流の評価を作ってしまっているようです。ですからこのような低い点数になってしまいました。これでは、上級から中級へ格下げをし、もう一度根本から努力してもらわねばならないでしょう。山本さんは、自己評価からもわかる通り、自分に厳しく、また努力家です。院長の評価が高いのもうなずけます。佐藤さんはこの医院に就職してまだ日も浅く、どのように評価してよいのかまだわからない時期です。ただ言われたことをマニアル通りに何とか遂行しているようです。

2-2-2 給与と賞与の算出

> 職能給における給与と賞与の計算の基本的な考え方は、これまでに述べたように、「医業総利益を給与・賞与として配分する」ことにあります。勤務状態を3つの評価（能力評価・行動評価・業績評価）により総合的に評価した結果として、評価点1点あたりの単価を出し、各スタッフの給与と賞与の支給額を計算します。
>
> この項では、歯科医院での職能給における給与制度の考え方を示すと共に、前項で評価した3名のスタッフを具体例として、職能給評価額の計算方法を示します。

1．歯科医院の給与制度の考え方

歯科医院の給与制度は、
①開業歯科医師の給与として、医療技術者の給与と歯科医院経営者の給与
②スタッフの能力に応じた給与
③歯科医業経過の安定化に役立つこと
の3者を考慮することが必要です。特に、賞与の配分、給与賃金の引き上げなどは、休日の増加、有給休暇の合理的な取り方などその他多くの労働条件の改善と共に、スタッフの能力や業績の向上に大きく影響するものと考えられます。このためには合理化により、スタッフに納得される給与制度の整備が望まれます。スタッフの処遇については、長期経営計画や年次計画、経営目標の立案に基づいた人事評価の実施が重要と思われます。

評価には、能力開発のため、昇格のため、昇給のため、賞与のため、さらには職種転換や人事に関する評価などがあります。ここでは、給与・賞与に連動する評価の考え方を提示し、具体例で計算することにしました。

2．人件費の配分

総人件費とは、
①歯科医師の給与と賞与
②スタッフの給与と賞与
③福利厚生費

④募集費
⑤退職金
⑥専従者給与

の6項目があります。スタッフの職能給を考えるうえで、これらをつねに意識しておく必要があります。

3．ウエイトづけ

　スタッフの仕事を、結果としての業績評価、過程としての行動評価、現在持っている能力評価の3つの要素で評価します。この結果を給与、賞与、昇給、昇格に使用するに当たり、どの要素を重視するかを決めておきます。

　また、歯科衛生士、受付秘書、歯科助手、（歯科医師、経営歯科医師）の職種別にもウエイトづけをし、評価点を計算します（P51、2-2-1の7参照）。

4．スタッフの給与・賞与の計算手順

職能給での給与・賞与の計算手順

1. 評価点の計算（表1）
2. 人件費の総額の計算（表2）
3. 給与・賞与の支給総額の決定（表3）
4. 給与・賞与の1点あたりの単価の計算（ウエイトづけ表4、表5）
5. スタッフ各人の給与・賞与の支給額の決定

　スタッフの給与・賞与の計算手順を以下に示します（計算が複雑になるので、スタッフの労働分配率を決めて給与、賞与を計算する方法を示します）。

1）評価点の計算
　①スタッフ全員について能力評価・行動評価・業績評価を行い、この評価の結果を点数化します。今回のモデルケースでは、表1に示しました。

表1　評価点

氏　名	職　種	級	業績評価	行動評価	能力評価
川田　昌子	歯科衛生士	上級	6995	6710	7415
佐藤　京子	受付秘書	初級	6090	7010	5995
山本　ゆかり	歯科助手	中級	8025	7870	8115

注）2-2-2の同表の得点を導いたもの。

②能力評価と態度評価は3ヵ月ごとに、業績評価は6ヵ月ごとに実施するのが原則です。業績評価は主に賞与に連動して考えているためです。ただし、実際には、各歯科医院の実情に合わせて運用して下さい。

2）人件費の総額の計算

①人件費の総額は、表2に示したとおり、

（医業総利益）×（労働分配率）＝（総人件費）となります。

表2　人件費の総額の計算

```
（医業総利益）×（労働分配率）＝（総人件費）

（医業総利益）＝（医業総収入）－（医業原価）

（医業総利益）＝（医業総収入）－（歯科材料費＋医薬品費＋外注技工料）
                                    ＝
                                  医業原価
```

（医業総利益）＝（医業総収入）－（歯科材料費＋医薬品費＋外注技工料）です。

したがって、この医業総利益は当初確定していないため、本来は経営計画に基づく本年の見込み医業総利益により計算することになります。今回は理解しやすいように便宜上、損益分解図により示しました（**表3**）。

表3　損益分解図

科目		金額(万円)
売上高		5,000
売上原価*		800
差引金額 医業総利益		4,200
経費	人件費 スタッフ	1,050
	人件費 専従者	500
	その他	1,475
	合計	2,525
利益		1,175

●スタッフ
　歯科衛生士　1名
　歯科助手　　1名
　受付秘書　　1名

●スタッフ人件費　1,050万円

　4,200万円（医業総利益）×0.25

●人件費の割りふり

　給与（70%）　735万円
　賞与（20%）　210万円
　福利厚生費（10%）105万円

＊売上原価には
歯科材料費・医薬品費・
外注技工料を含む。

②（労働分配率）は診療形態やスタッフの人数や構成の違いにより変動する数値であり、各々の医院で実情に合わせてあらかじめ決めておくとよいでしょう。あらかじめ決定しておくと、医業総利益が増加すれば総人件費枠が増加することになりますし、各スタッフの給与・賞与の増額に結びつくことになります。そのため、医業総利益を増加させることに経営歯科医師とスタッフの目標が一致することになるからです。

③この例では、わかりやすくするためにスタッフへの労働分配率を25％として、スタッフ人件費を計算します。

3）給与・賞与の支給総額の決定

①スタッフ人件費を給与と賞与などに割りふり、それぞれの総支給額を決めます。今回は、なるべくわかりやすくするために、給与70％、賞与20％、福利厚生費10％としました（表4）。

表4　人件費の割りふり

	例 1	例 2
給与	70％	60％
賞与	20％	20％
福利厚生費	10％	10％
退職金ほか	＊	10％

②この比率は各医院の実情に合わせて経営歯科医師が決定します。退職金の積み立てをしている場合、退職金も組み込んでおくとよいでしょう。

4）給与・賞与の1点あたりの単価の計算

①スタッフ全員の評価点をウエイトづけして、給与と賞与それぞれについて各スタッフの得点を計算し、それぞれの総評価点を出します。

②給与総支給額を給与総評価点で割り、1点あたりの給与の単価を出します。

$$\frac{給与総支給額}{\Sigma 評価点} = 1点あたりの単価（円）：@$$

$$@ \times 評価点 = 個人の評価給（職能給）$$

③同様に、賞与総支給額を賞与総評価点で割り、1点あたりの賞与の単価を出します。

$$\frac{給与総支給額}{\Sigma 評価点} = 1点あたりの単価(円)：B$$

$$B \times 評価点 = 個人の賞与支給額$$

④職種・職位・能力によってウエイトづけを行うことにより、医院の特色を出すことができます。今回は、表5、表6に示したウエイトづけとしました。

表5　職種別ウエイト

歯科衛生士	×1.3
受付秘書	×1.1
歯科助手	×1.0
歯科医師	×2.0
経営医師	×3.0

表6　ランク別ウエイト

	賞与考課			給与考課		
ランク	初級	中級	上級	初級	中級	上級
業績評価	40	60	80	10	30	50
行動評価	60	40	20	70	40	20
能力評価	*	*	*	20	30	30

⑤表5は、職種によるウエイトづけです。これは、経営歯科医師の考えで一番良いと思われるウエイトにします。

⑥表6は、スタッフのランク（初級、中級、上級）別、また、給与・賞与考課別のウエイトづけの一例で、このウエイトづけにより計算しました。

5）スタッフ各人の給与・賞与の支給額の決定

①1点あたりの給与の単価、1点あたりの賞与の単価にスタッフ各人の点数を乗じることにより、各スタッフの給与・賞与の支給額を決定します。

5．計算例

1）給与の計算

① 川田　昌子さん（上級・歯科衛生士）の得点

> （業績評価）×50＋（態度評価）×20＋（能力評価）×30
> ＝　6,995×50＋6,710×20＋7,415×30
> ＝　349,750＋134,200＋222,450
> ＝　706,400
>
> 　　　　　　　　　　　　　　　　　　　職種ウエイト
> 　　　　　706,400　×　1.3　＝　**918,320**　点

② 佐藤　京子さん（初級・受付秘書）の得点

> （業績評価）×10＋（態度評価）×70＋（能力評価）×20
> ＝　6,090×10＋7,010×70　＋　5,995×20
> ＝　60,900＋490,700＋　119,900
> ＝　671,500
>
> 　　　　　　　　　　　　　　　　　　　職種ウエイト
> 　　　　　671,500　×　1.1　＝　**738,650**　点

③ 山本　ゆかりさん（中級・歯科助手）の得点

> （業績評価）×30＋（態度評価）×40＋（能力評価）×30
> ＝　8,025×30＋7,870×40　＋　8,115×30
> ＝　240,750＋314,800＋　243,450
> ＝　799,000
>
> 　　　　　　　　　　　　　　　　　　　職種ウエイト
> 　　　　　799,000　×　1.0　＝　**799,000**　点

④ 総点数

> 918,320＋738,650＋799,000　＝　**2,455,970**　点

⑤ １点あたりの給与

> 7,350,000円÷2,455,970点　＝　**2.9927**　円／点

(1) 給与決定額

① 川田　昌子さん（上級・歯科衛生士）

$$\underset{1\text{点あたりの給与}}{\frac{7{,}350{,}000}{2{,}455{,}970}} \times \underset{得点}{918{,}320} = \begin{array}{l} 2{,}748{,}263 \ 円／年 \\ 229{,}022 \ 円／月 \end{array}$$

② 佐藤　京子さん（初級・受付秘書）

$$\underset{1\text{点あたりの給与}}{\frac{7{,}350{,}000}{2{,}455{,}970}} \times \underset{得点}{738{,}650} = \begin{array}{l} 2{,}210{,}563 \ 円／年 \\ 184{,}214 \ 円／月 \end{array}$$

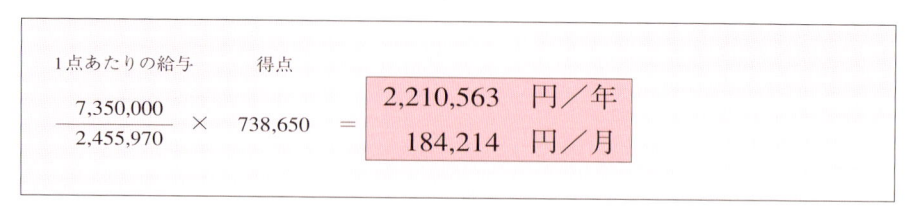

③ 山本　ゆかりさん（中級・歯科助手）

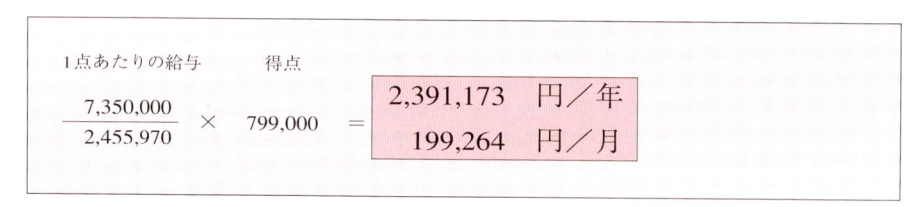

$$\underset{1\text{点あたりの給与}}{\frac{7{,}350{,}000}{2{,}455{,}970}} \times \underset{得点}{799{,}000} = \begin{array}{l} 2{,}391{,}173 \ 円／年 \\ 199{,}264 \ 円／月 \end{array}$$

2）賞与の計算

① 川田　昌子さん（上級・歯科衛生士）の得点

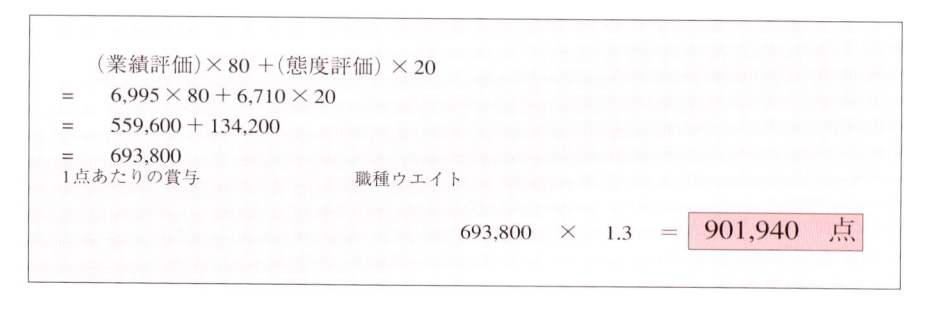

$$\begin{aligned}
&（業績評価）\times 80 + （態度評価）\times 20 \\
=\ & 6{,}995 \times 80 + 6{,}710 \times 20 \\
=\ & 559{,}600 + 134{,}200 \\
=\ & 693{,}800
\end{aligned}$$

$$\underset{1\text{点あたりの賞与}}{693{,}800} \times \underset{職種ウエイト}{1.3} = 901{,}940 \ 点$$

② 佐藤　京子さん（初級・受付秘書）の得点

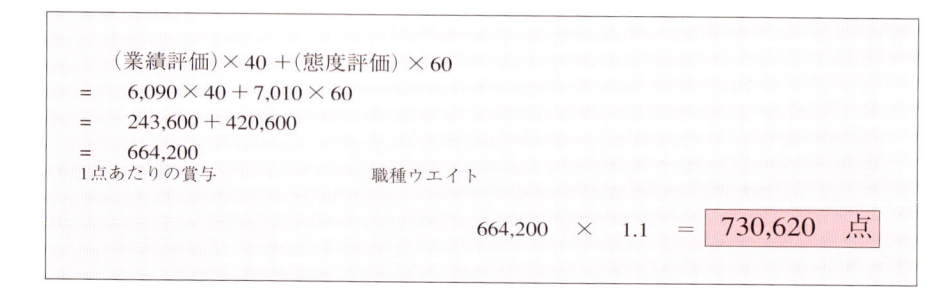

$$\begin{aligned}
&（業績評価）\times 40 + （態度評価）\times 60 \\
=\ & 6{,}090 \times 40 + 7{,}010 \times 60 \\
=\ & 243{,}600 + 420{,}600 \\
=\ & 664{,}200
\end{aligned}$$

$$\underset{1\text{点あたりの賞与}}{664{,}200} \times \underset{職種ウエイト}{1.1} = 730{,}620 \ 点$$

③ 山本　ゆかりさん（中級・歯科助手）の得点

```
  （業績評価）×60 ＋（態度評価）×40
＝  8,025×60 ＋ 7,870×40
＝  481,500 ＋ 314,800
＝  796,300
```
1点あたりの賞与　　　　　職種ウエイト

796,300　×　1.0　＝　**796,300** 点

④ 総得点

901,940 ＋ 730,620 ＋ 796,300　＝　**2,428,860** 点

⑤ 1点あたりの賞与

2,100,000 ÷ 2,428,860点　＝　**0.8646** 円／点

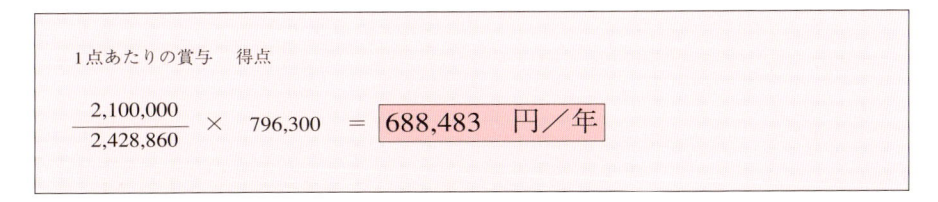

(1) 賞与決定額

① 川田　昌子さん（上級・歯科衛生士）

1点あたりの賞与　　得点

$$\frac{2,100,000}{2,428,860} \times 901,940 = \boxed{779,820} \text{ 円／年}$$

② 佐藤　京子さん（初級・受付秘書）

1点あたりの賞与　　得点

$$\frac{2,100,000}{2,428,860} \times 730,620 = \boxed{631,696} \text{ 円／年}$$

③ 山本　ゆかりさん（中級・歯科助手）

1点あたりの賞与　　得点

$$\frac{2,100,000}{2,428,860} \times 796,300 = \boxed{688,483} \text{ 円／年}$$

(2) 決定した評価額

① 川田　昌子さん
　　（上級・歯科衛生士）

　　給与　2,748,263円／年
　　賞与　　779,820円／年
　　―――――――――――
　　　　　3,528,083円／年

② 佐藤　京子さん
　　（初級・受付秘書）

　　給与　2,210,563円／年
　　賞与　　631,696円／年
　　―――――――――――
　　　　　2,842,259円／年

③ 山本　ゆかりさん
　　（中級・歯科助手）

　　給与　2,391,173円／年
　　賞与　　688,483円／年
　　―――――――――――
　　　　　3,079,656円／年

スタッフのプロフィール

1. 川田　昌子さん（上級・歯科衛生士）

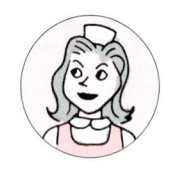

　　自信過剰で、少しうぬぼれている。
　　評価基準を自己流に解釈している。
　　自分に甘い。

2. 佐藤　京子さん（初級・受付秘書）

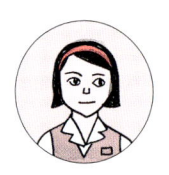

　　指示された事だけは、忠実にこなす。
　　向上心に欠ける。

3. 山本　ゆかりさん（中級・歯科助手）

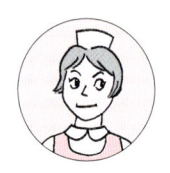

　　いつも向上心を持っている。
　　自分にきびしい。

☆職能給の計算は、以上に示したとおりですが、上級の歯科衛生士の川田さんの給与・賞与が相対的に低く感じられると思います。これは、「スタッフのプロフィール」に示したように、川田さんの評価が低いためです。
　このように、評価が給与・賞与に直結するのが職能給の考え方です。

第3部

働きがいをつくる能力開発

第1章

働きがいと満足度

3-1-1 スタッフの働きがいと満足度

> スタッフの働きがいは、満足して働いてもらうところにあります。それにはまず、スタッフの不満をつくらない「スタッフの定着を促進させる要因」と、同時に満足度を高める「スタッフの成長を動機づける要因」を整備する必要があります。
> ここでは、スタッフはどんな時に不満を感じ、どんな時に満足度を高められるか、2つの要因について考えてみます。

1．スタッフの定着を促進させる要因

スタッフが不満を感じるのはどんな時か、不満が生まれる要因について考えてみましょう。
①勤務時間が長く、終業時が遅い。
②休日が変則的であったり、有給休暇がなかなかとれない。
③基本給が低い。
④賞与が少ない。
⑤設備、休憩室などが良くない。
などがあります。これらの要因は、スタッフが考えている許容範囲以下になると不満が生じます。また、許容範囲以上であると不満は生まれません。スタッフはこの要因が満たされると、歯科医院に定着することになります。そのため、「スタッフの定着を促進させる要因」といわれています。

2．スタッフの成長を動機づける要因

スタッフの定着を促進させる要因をクリアすると、不満は生まれませんが、満足度を高め業績をあげるための動機づけにはならないといわれています。それでは、スタッフが満足を感じるのはどんな時か、その満足度を高める要因を考える必要があります。
①院長の診療理念がはっきりしており、患者さんの立場を考えて診療している。

②院長のスタッフへの接し方が良い。
③職種により役割がはっきりしており、自分の知識や技術が生かせる。
④スタッフ間で意志が通じ合い、対人関係が良くて働きやすい。
⑤仕事を任され、達成感が味わえる。
⑥仕事の効果を院長や同僚から評価してもらえる。

などがあります。これらの要因は、スタッフの満足度を高め、働きがいをつくります。そのため「スタッフの成長を動機づける要因」といわれています。

さて、スタッフの働きがいをつくり、能力を開発するには「スタッフの定着を促進させる要因」と「スタッフの成長を動機づける要因」が整理されていなければなりません。皆さんのところでは、どうでしょうか。自己評価できるようにレーダーチャートを作成してみました。チェックし、さらに改善点をみつけてみましょう。

3．成長欲求・存在欲求を満足させる職場づくり

日本歯科医療管理学会の歯科医療チーム研究委員会は、1987年と1990年に全国の歯科衛生士と歯科助手に対して、職場満足度調査を行いました。現状を満足と感じている人の中にも、悩んでいることや改善して欲しいことを多く持っていました。この時、不満と感じている人は歯科衛生士53％、歯科助手は実に60％でした。この結果は、マズローの「欲求の階層説」で説明できる記述がたくさんありましたので、表の「成長欲求・存在欲求を満足させる職場づくり」に整理しました(図1)。

経済的な問題や職場の環境や対人関係が良好でも、仕事の結果を適正に評価されたり、人に役立つような働きがいが大切なことがよく理解されます。このようなスタッフの成長の欲求を満たせるかどうか、成長を喜びとする心が肝要でしょう。

	満足度の高い人の記述例
6．人に役立つ歓び 2）人に役立つ機械をつくる 1）人に役立てる経験をする	患者さんがよくなることが嬉しい 感謝さんに感謝され、役だっていることを実感できる
5．仕事自体の満足 3）探究心を刺激する 2）働きがきを見つけさせる 1）個人目標を達成させ、達成の歓びを体験させる	仕事がおもしろい やりがいのある仕事をしている
4．出来映えの評価 3）仕事の結果（出来映え）を適正に評価する 2）評価の仕組みを明確にし、自己評価を進める 1）良い点を褒める。可能性を発見して示唆する	能力が高く評価されている 我ながら、いい腕だと思う 仕事の結果（出来映え）を褒められる
3．職場の対人関係 2）定期的に、話し合う機会をつくる 1）温かい思いやりを、行動で示し合えるようにする	上の人との関係がいい 気心の知れた仕事仲間がいる
2．経営への帰属感 3）職務分担を明確にする 2）職場環境を調える 1）休暇を、計画的にとらせる	黒字で安定している 公平に扱われる 自分の持ち分が決まっている 職場の環境が良い 休暇がとりやすい
1．経済的な充実感 3）給与・賞与決定条件をあらかじめ決め、理解させる 2）給与・賞与の仕組みをお互いに理解する 1）就業条件を書面で、相互に交換する	生活に困らない給与がもらえる 妹や友人など他の人と比べて恥ずかしくない給与と賞与が得られる

図1　成長欲求・存在欲求を満足させる職場づくり。

3-1-2 レーダーチャートで医院の問題発見

> レーダーチャートは「スタッフの定着を促進させる要因」と「スタッフの成長を動機づける要因」に分けて作ってあります。本章で提示するレーダーチャートで医院の問題を発見してみてください。

記入時の注意は、以下のようになっています。

各項目の右側に併記してある数字の内容は、

2・・・適切に行っている／適切な形で存在する／積極的に行っている

1・・・適切さに少しかけている／存在するが適切さにかけている／消極的にしか行っていない

0・・・適切でない／存在しない／行っていない

要因の集計をレーダーチャートに記入してください。1目盛りが1点になっています。

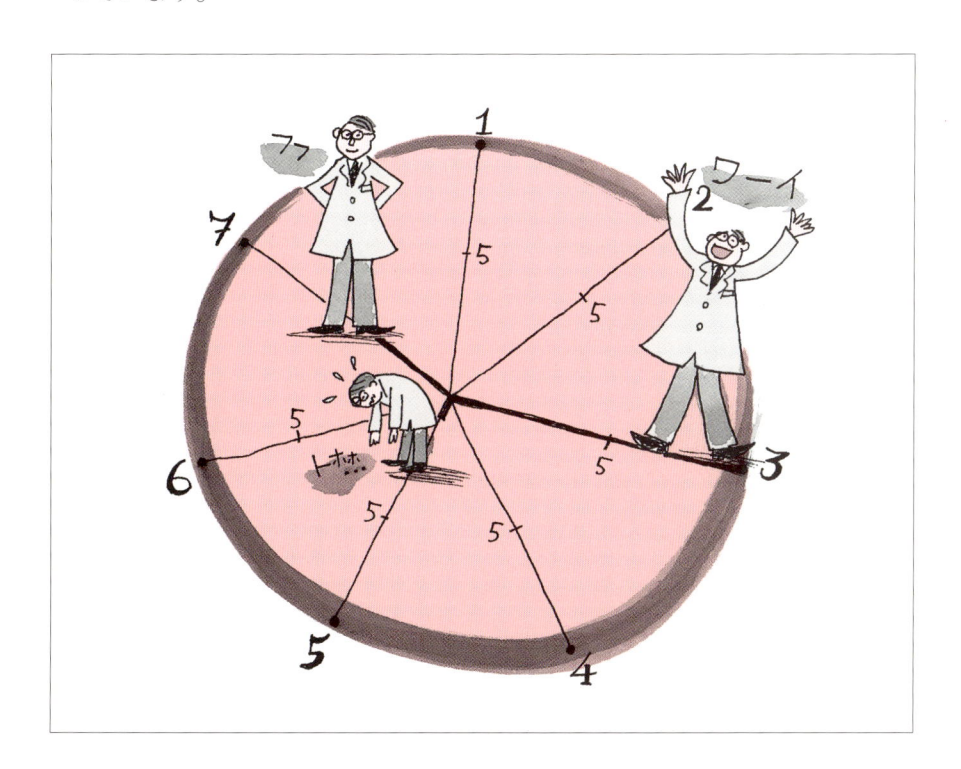

スタッフの定着を促進させる要因

表1　就業規則はあるか

①就業規則は、 ●スタッフは9人以下だが、就業規則を作成している。 ●スタッフが常時10人以上いるので、就業規則を作成し、労働基準監督署に届けている。	2	1	0
②採用を決めた時は、労働契約書または雇い入れ通知書などを渡している。	2	1	0
③就業規則は、スタッフに配布するか、スタッフがいつも見ることができるように院内に備え付けてある。	2	1	0
④スタッフを採用する時は、必要に応じて試用期間を定めている。	2	1	0
⑤採用面接をする時は、試用期間があることを予告し、試用期間中は、職種に必要な知識、技能、態度を評価して採否を決めることを伝えている。	2	1	0
計			点

表2　労働時間、休憩時間、時間外労働

①従業員の労働時間、診療時間、休憩時間をはっきり区別している。	2	1	0
②労働時間は、 ●従業員が9人以下なので、休憩時間を除き、原則として1日8時間、1週46時間以内にしている。または1ヵ月単位の変形労働時間制をとっている。 ●従業員が10人以上なので、休憩時間を除いて原則として1日8時間、1週40時間以内としている。	2	1	0
③休憩時間は、 ●従業員の労働時間が6時間を超え、8時間以内なので、休憩時間を45分以上とっている ●従業員の労働時間が8時間を超えているので、休憩時間を60分以上とっている。	2	1	0
④女子従業員の時間外労働は、2週間で12時間以内、1年間で150時間以内にしている。	2	1	0
⑤法定労働時間を超えた時間外労働に対して、2割5分以上の割り増し賃金を支払うようにしている。	2	1	0
計			点

表3　休日

①週に1回、または4週に4回の休日（法定休日）をとってもらっている。	2	1	0
②完全週休2日制（法定休日の他に終日休日が1日）にしている。	2	1	0
③仕事の都合で法定休日の振り替えを行う時は、前日までに振り替えによる休日を指定している。	2	1	0
④休日労働をするときは、3割5分以上の割り増し賃金を払うようにしている。	2	1	0
⑤法定労働時間を超える時間や法定休日に働いてもらうために、従業員と協定を結んでいる。	2	1	0
計			点

表4　有給休暇、特別休暇

①60日間継続して勤務し、全労働日の8割以上出勤しているスタッフには、年次有給休暇をとってもらうようにしている。	2	1	0
②パートタイマーのスタッフにも、6ヵ月継続勤務し、パートタイマーの労働日の8割以上出勤しているスタッフには、年次有給休暇をとってもらうようにしている。	2	1	0
③年末年始の休暇は、スタッフが持っている年次有給休暇のうち、5日を超える日数については計画的にとってもらうようにしている。	2	1	0
④夏期休暇はスタッフが持っている年次有給休暇のうち、5日を超える日数については、計画的にとれるようにしている。	2	1	0
⑤特別休暇（本人の結婚、スタッフの出産、父母の死亡など）をとれるようにしている。	2	1	0
計			点

表5　給与・賞与

①給与や賞与の算定基準がある。	2	1	0
②給与は、毎月決まった日に支給されている。	2	1	0
③給与を支払う時は、給与明細書を渡している。	2	1	0
④給与は、年1回ベースアップと定期昇給を考慮している。	2	1	0
⑤賞与は、夏期と年末に支給している。	2	1	0
計			点

表6　福利厚生

①スタッフの休憩室、ロッカーがある。	2	1	0
②スタッフと食事会、旅行などをしている。	2	1	0
③スタッフの健康保険は、 ●スタッフが4人以下なので、歯科医師国保に入ってもらっている。 ●スタッフが5人（法人では1人）以上なので、健康保険と厚生年金に入ってもらっている。	2	1	0
④スタッフに労働保険に入ってもらっている。	2	1	0
⑤スタッフの健康診断は年1回以上定期的に行っている。	2	1	0
計			点

表7　設備

①診療室の設備、内装を計画的に行い、清潔さと快適さが感じられるようにしている。	2	1	0
②防災設備、器具などを整え、保全に配慮している。	2	1	0
③感染防止のため、洗浄、消毒、滅菌レベルの器具、備品設備を整えている。	2	1	0
④患者さんへ説明したり、相談する室（またはコーナー）、保健指導をする室（またはコーナー）がある。	2	1	0
⑤患者さんのプライバシーが保たれる配慮（個室、パーティションなど）をしてある。	2	1	0
計			点

表8　環境

①診療室の温度、湿度、換気は快適さが感じられるようにしている。	2	1	0
②BGM、ボディソニックなどでリラックスできるようにしている。	2	1	0
③医療廃棄物の処置はきちっと行っている。	2	1	0
④必要時、スタッフは診療用手袋をしている。	2	1	0
⑤院長や家族の個人的な仕事が入り込まないようにしている。	2	1	0
計			点

表9　退職

①退職金の算定基準がある。	2	1	0
②中小企業退職金制度などに加入している	2	1	0
③退職する時の手続きがはっきりしている。	2	1	0
④退職を予告する必要回数を定めてある。	2	1	0
⑤退職金を支給している。	2	1	0
計			点

スタッフの成長を動機づける要因

表10　院長の診療への取り組み方

①歯科医院の医療理念（どのような歯科医院を作りたいと考えているか）をスタッフに理解してもらっている。	2	1	0
②患者さんから「かかりつけ歯科医」として選んでもらうために、何を得意とするか、どのような治療ができるか、あるいはできないかという機能を理解してもらっている。	2	1	0
③自分が不得意な分野は他の診療所や病院の口腔外科等と診診、診病連携がとれるようにしてある。	2	1	0
④医療理念、診療方針等を患者さん・家族、スタッフに知ってもらうために広報活動を行っている。	2	1	0
⑤新しい治療技術、器材等に関心を持ち、生涯研修に取り組んでいる。	2	1	0
計			点

表11　院長の患者さんへの接し方

①どの患者さんにも公平に、いつも変わらぬ態度で接している	2	1	0
②患者さんの訴えや全身の状態、生活様式、価値観などをよく聞いている。	2	1	0
③いつでも患者さんに対しては「病んでいる人」として接している。	2	1	0
④患者さんからインフォームドコンセントを得てから治療を行っている。	2	1	0
⑤初診から治癒までの医療行為の中で守ってほしいこと、注意してほしいこと、メインテナンスが必要なことなど（患者さんの義務）を説明している。	2	1	0
計			点

表12　スタッフ業務の把握

①スタッフの法的な業務範囲を理解し、業務範囲外のことはさせないようにしている。	2	1	0
②スタッフの職種別の業務分担を決めている。	2	1	0
③スタッフへの期待能力（育ってほしい個人レベル）に見合った業務を分担し、仕事をやってもらっている。	2	1	0
④受付や待合室に歯科診療所の管理者、スタッフの名前、プロフィールなどを提示し、職種の業務責任を明確にしている。	2	1	0
⑤ネームプレートをつけ職種の業務責任を明確にし、職業意識を高めている。	2	1	0
計			点

表13　スタッフ個々の業務への対応

①院長は、どのスタッフへも平等に接している。	2	1	0
②院長は、スタッフがある一定の時期までに、成長して何ができるようになるか、期待レベルを伝えている。	2	1	0
③院長は、スタッフの能力に応じて任せられる仕事の範囲を伝えている。	2	1	0
④院長は、スタッフを患者さんに紹介し、どういう業務を担当してもらうのか説明している。	2	1	0
⑤院長は、スタッフがどういう時に満足するのかを把握し、個別に満足度を高めるようにしている。	2	1	0
計			点

表14　スタッフの心理的関係への配慮

①院長は、チーフや他のスタッフとよくコミュニケーションをとっている。	2	1	0
②院長は、スタッフどうしが気持ちよく仕事ができるように気をつかっている。	2	1	0
③院長は、スタッフ一人ひとりの生活行動に応じた接し方をしている。	2	1	0
④スタッフの体調に留意し、声かけや仕事の調整をしている。	2	1	0
⑤スタッフの心の状態を把握し、必要があれば相談にのれるようにしている。	2	1	0
計			点

第3部第1章　働きがいと満足度

表15　スタッフの褒め方、叱り方

①スタッフが努力や工夫して良くできた仕事に対し、言葉かけ（認める、褒める、労をねぎらうなど）をしている。	2	1	0
②院長は、患者さんがスタッフを褒めてくれたことを本人に伝えている。	2	1	0
③スタッフに注意したり、叱る時には、直接本人にしている。	2	1	0
④スタッフを注意する必要がある時は、患者さんや他のスタッフの前でしないようにしている。	2	1	0
⑤どうしても注意したり、叱らなければいけない時には「ここはこうしたほうが良い」「こうしたほうがもっと良い」と肯定的な言葉を使っている。	2	1	0
計			点

表16　スタッフの仕事への取り組み方と評価

①スタッフは仕事をとおして患者さんや社会に貢献することを伝えている。	2	1	0
②スタッフは仕事をとおして歯科の知識を身につけ、自己啓発ができることを伝えている。	2	1	0
③スタッフは、日常生活の中でも歯科に関心を持ってもらうよう伝えている。	2	1	0
④スタッフの仕事の結果（出来映え）および仕事ぶり（態度）を、本人と一緒に確かめている。	2	1	0
⑤スタッフは指示された仕事に対し、報告、連絡、相談をきちんとするように伝えている。	2	1	0
計			点

表17　スタッフの育て方

①院内で仕事をしながら教え、フィルドメモをとってもらっている。	2	1	0
②診療が始まる前（終わった時）に簡単な事務連絡（ブリーフィング）、またはミーティングを行い、フィールドノートづくりをしてもらっている。	2	1	0
③院内で、定期的に院長や外部講師を招いた研修や実技を行いレポート（医院とスタッフにとって必要な改善点）を提供してもらっている。	2	1	0
④学会や研修会に参加、あるいは他医院の見学を行いレポート（医院とスタッフにとって必要な改善点）を提出してもらっている。	2	1	0
⑤必要期間の目標を立て、レポートを提出してもらっている。	2	1	0
計			点

表18　チーフ（リーダー）の育て方

①チーフ制をとっている。	2	1	0
②チーフになれる資格要件（昇格するために必要な基準）を決めてある。	2	1	0
③チーフの役割（責任と権限）を決めてあり、他のスタッフにもチーフの役割を認識してもらっている。	2	1	0
④院長はチーフと定期的に打ち合わせをし、他のスタッフをまとめやすいような環境づくりをしている。	2	1	0
⑤チーフにスタッフミーティングや研修会を定期的に開いてもらっている。	2	1	0
計			点

表19　スタッフの自主研修

①スタッフは定期的に自分達でミーティングや研修会を行うことを決めてある。	2	1	0
②スタッフが自主的にミーティングや研修会を行えるよう技法を教えてある。	2	1	0
③スタッフが自主的にミーティングや研修会を行う時、院長は必要な資料を提供している。	2	1	0
④スタッフが行っている自主研修の場で院長は助言することがある。	2	1	0
⑤院長が不在の時など、テーマを決めて自主研修を行うようにしている。	2	1	0
計			点

表20　スタッフの自己啓発への援助

①研修会や講演会などの開催情報をスタッフに知らせ、出席する機会をつくってある。	2	1	0
②スタッフのために専門雑誌や書籍、ビデオライブラリーを購入している。	2	1	0
③スタッフが他の歯科医院へ勉強に行く機会をつくってある。	2	1	0
④スタッフが地域保健活動に参加する機会をつくってある	2	1	0
⑤スタッフを表彰する制度がある。	2	1	0
計			点

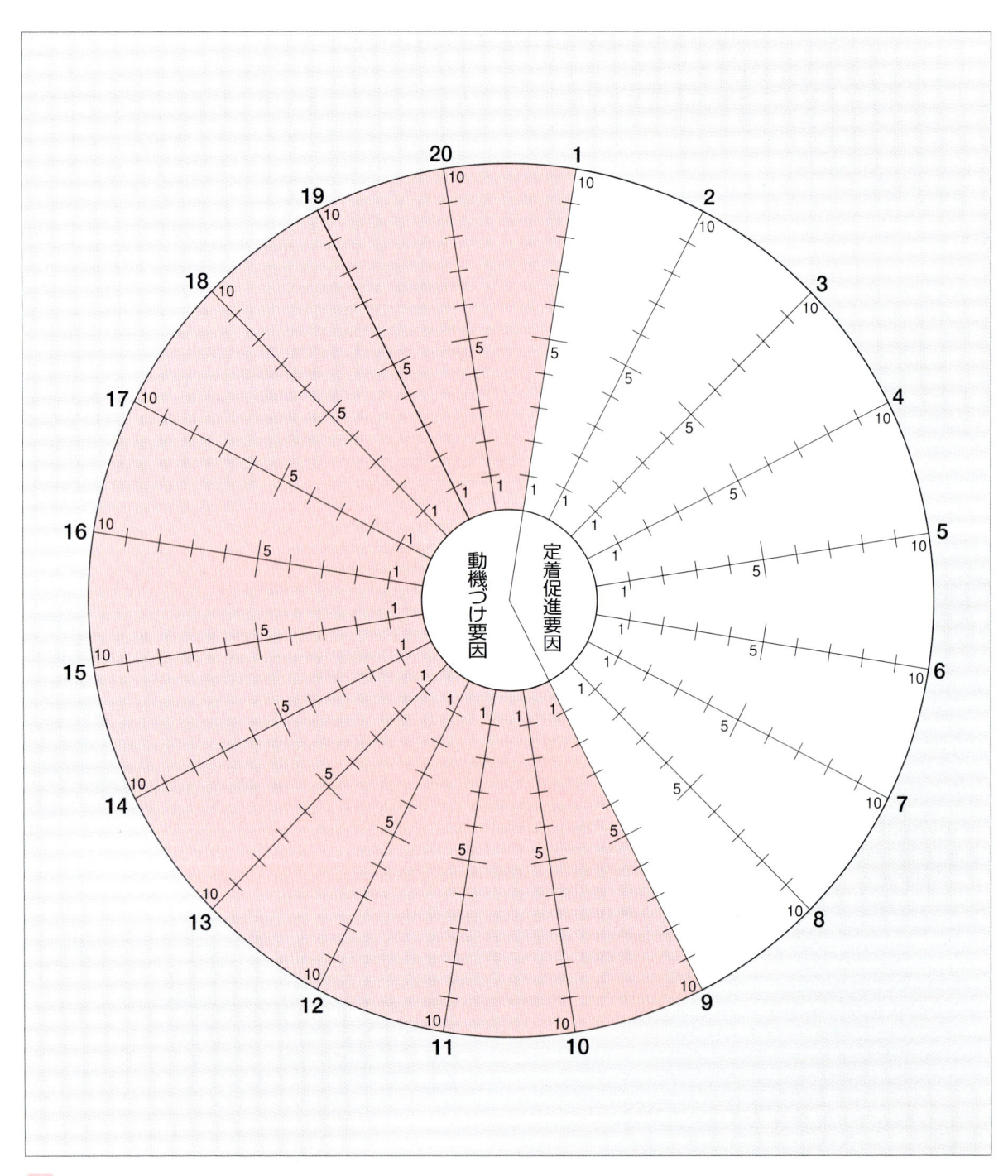

図1 スタッフの定着促進要因と動機づけ要因の記入用レーダーチャート。

第2章

能力開発

3-2-1 能力開発へ評価を生かす

　評価結果により、目標水準に達していない点や、自分では達していると思っていても上長の評価から達していないと判断されている点が、明らかになります。

　これらの点を次期達成目標として能力開発を行うことで、スタッフにとっても医院にとっても、歯科医療サービスの質の向上にチャレンジする絶好の機会となります。

1．能力開発カードを使う(図1)

1）業績評価、行動評価、能力評価結果から、能力開発カードを作成します。
2）能力開発カードの上部には以下を記入します。

能力開発カード（　評価対応）	指導者　年 月 日	職種	級	氏名
①どんな能力を高めればよいか	②わたしの目標	③あなたへの期待	④達成時期	⑤達成度

（日本医療管理学会・テーマ医学学会）

図1　能力開発カード。

①能力開発カード評価の(　)内へ業績、行動、能力のいずれかを各々記入します。
②指導者名：誰が直接指導するかを明らかにします。
　　　　　　この指導者は、個別面談の担当者でもあるのです。
③設定日：能力開発カードを使用した日。
④職種
⑤職位：職務基準表による等級。
⑥氏名

3) 能力開発の欄には
①どんな能力を高めれば良いか
　職種、等級別の職務基準表から選んだ項目を記入します。
②私の目標
　個別面談で明らかになったことや、普段から考えていたことの中から、次期に取り上げる到達目標と達成時期を記入します。
③あなたへの期待
　上長から本人への成長期待事項ごとに、いつまでに、またどのレベルまで成長して欲しいかを記入します。
④達成時期
　期待する水準に達成すべき期間を、項目ごとに記入します。
　達成時期は、週単位でなるべく短期間中に終われるようにします。
⑤振り返り
　設定した項目ごとに、設定した時期に達成していなくても、それまでの振り返りをします。
　必要水準に達していないときは、振り返り時までのコメントを記録し、さらに次期の達成目標として新たに設定します。

2．評価から能力開発へ(図2)

評価しやすくするために、到達目標を設定するときには以下の点に注意します。
1) 業績評価から
　業績評価は、職種、職階によって各々期待されたことに対してどれだけの成果があげられたかを評価しています。
①成果の一部を見落とさないためにも、自分自身の達成目標はより細かく設定します。
②本人と上長の評価のずれている場合、ずれの原因をお互い理解し合うまで話し合ったうえで次期目標とします。
③評価期間内に正しく評価されているように、また評価時期のずれがないようにします。

能力開発カード（態度評価から）

指導者	設定日	職種	級	氏名
高田晴彦	平成7年4月1日	D・H	初級	鈴木尚子

	どんな能力を高めればよいか	わたしの目標
1 自律性	時刻　1. 始業時刻、終業時刻は正確に守る。 期日　2. 約束した期日、期限は守る。 時間　3. 優先順位をつけ、無駄な時間をつくらない。 健康　4. 自己の体調を把握し、健康管理ができている。	始業時刻が遅れないようにする。
2 規律性	規律性　1. 就業規則を遵守する。 　　　　2. 服務規律を守る。 　　　　3. 指示に従い、職務に精励する。	診療中は指示に対する報告はメモで行う。
3 身だしなみ	髪形化粧　1. 髪形や化粧は医療の場に相応しい 清潔感　　　ようにする。 　　　　2. いつも清潔さに配慮する。 　　　　3. 手や指の消毒など、院内感染予防に 　　　　　配慮する。	相手の評価を考えてチェックする。
4 動作	立ち居振るまい　1. 適時適切なあたたかい対応をする。 姿勢　　　　　　2. 見られている自分を意識する。 歩き方　　　　　3. 自然な正しい姿勢をとる。 　　　　　　　　4. さわやかに、迅速に行動する。	患者さんへの気配りをする。

図2　能力開発カード（業績・行動・能力）記入例。

2）行動評価から

行動評価は一定期間に、どのように行動したかを評価しています。

①評価のばらつきをなくすために、達成目標をできるかぎり具体的に設定します。

②大項目の自立性、規律性だけでは、何を目標としていいのか漠然としてわかりません。

③中項目の時刻、期日、時間、健康でも、まだなんとなくの程度しかわかりません。

④小項目の始業時刻、就業時刻は正確に守る、そして体調を維持し健康管理ができている。これではじめて何が達成目標かがわかります。

⑤行動評価は、受けた印象によって評価されやすいため、設定目標は詳細に具体的な対象行動を定めておきます。

3）能力評価から

どのような能力があるのか、技能度・習熟度などで評価します。

①話し合いの中で本人が何をしたいか、しっかり聞き出し達成目標とします。
②どんな能力が不足し、何ができないか、本人が認識したうえで達成目標とします。
③いつまでに、どの水準になってほしいか、仕事に直結する優先度の高いものから上長の希望を伝えます。
④本人の目標を達成するためにはどうしたらいいか、細分化して具体的に設定します。
⑤このとき指導者は、どうすれば達成できるか、そのためのノウハウを本人に具体的に伝えます。

3．動機づけ(図3)

　歯科医療サービスは対人行動そのものであり、医療スタッフが十分に動機づけられていないと「快い医療サービス」の提供がおろそかになってきます。
　能力開発カードの到達目標設定にあたっては、指導者と本人がじっくり話し合えるので、動機づけられる良い機会となります。

1) 目標課題を設定します。
①評価結果について話し合います。
②標準に達していない部分を明らかにします。
③自分では達していると思っていても、上長評価では標準に達していない部分を明らかにします。
④能力開発の課題を明らかにします。
　・本人が気づいた能力の不足部分。
　・本人がやってみようと思ったこと。
　・指導者や院長、上長に期待されたこと。
⑤最終的には本人の意向や希望を最重要視して、本人が決断して行動できるようにします。
⑥目標課題を選ぶとき、院長や上長の意向や意見を強く出しすぎないようにします。
　というのは、本人の意向が軽視されると、本人はやらされていると受け止め、積極的に努力しない恐れがあるからです。

2) 動機づけをさせるには、人財育成力にかかわってきます。
①その人にぴったりあった能力開発目標を設定できるかどうかは、指導者の人財育成力にかかっています。
②人を動機づけるには、その人が何に価値を感じているのかを聞き出し、価値があると感じていることの実現に焦点を当てて、その人自身の決断で行動することができるかどうかにかかっています。

能力開発カード（態度評価から）	指導者 高田晴彦	設定日 平成7年4月1日	職種 D・H	級 初級	氏名 鈴木尚子

	あなたへの期待	達成時期	振り返り
1 自律性	5分前には確認できるように、段取りを行う。	4月	本人　遅刻しなかった。 上長 遅刻はしなかったが、優先順位をつけて処理できていない。5分前に準備ができていても、ミーティングがなかなか始まらなければなんの意味もない。
2 規律性	指示の確認を忘れずに、報告はメモのみで行う。	4月	本人　ほぼできた。 上長 「冠がはずれたそうです」など、急患の問い合わせを、治療中の患者さんの前で言わない。 指示した後の返事の声が小さい。
3 身だしなみ	患者さんだけでなく、周りの人が見ています。	4月	本人　良いと思う。 上長 染出し剤やサホライドのしみに注意する。
4 動作	忙しいときほど、患者さんへの配慮を忘れない。	4月	本人　まだ余裕がない。 上長 仕事自体に自身が持てないために配慮が足らない。

図3　動機づけの例。

③個別面談を通じて相互に相手を深く理解するには、人財育成力を育むことも必要になってきます。

・日常の行動を意識してみる観察力
・育成点を見つける診断力
・問題点を受け入れる勧告力
・より高い達成目標を設定できる動機づけ力
・達成目標に向かう筋道をつけられる計画力
・達成行動を日常的にフォローする指導力
・この人となら一緒にやっていけると感じさせる人間力

3-2-2 再評価のフィードバック

　仕事を標準化したねらいは、単純化、少数化、技術の蓄積、向上安定、安全、モラルの向上などがあります。

　一定期間の就業後、それぞれの仕事に対しての行動・業績・能力を、基準に従って評価しました。この評価結果をスタッフに伝える際には、問題点を整理し、将来に向けて努力したことも評価して、教育的に効果的な面談を心がける必要があります。

　それは、スタッフに仕事の目的や目標を再確認してもらい、仕事のやりがいを伝えて、スタッフ個人と組織のレベルアップをしかけるためです。その際自己啓発によってスタッフ自身から行動を起こす場合と、具体的な行動を起こさせるために励ましたり指導したりする場合があります。

1. いつ行うか

　自己動機づけによって満足度を高めるには、図1のように、担当の仕事を達成した満足感を鼓舞して、さらなる向上の意識を刺激し続けることが大切です。

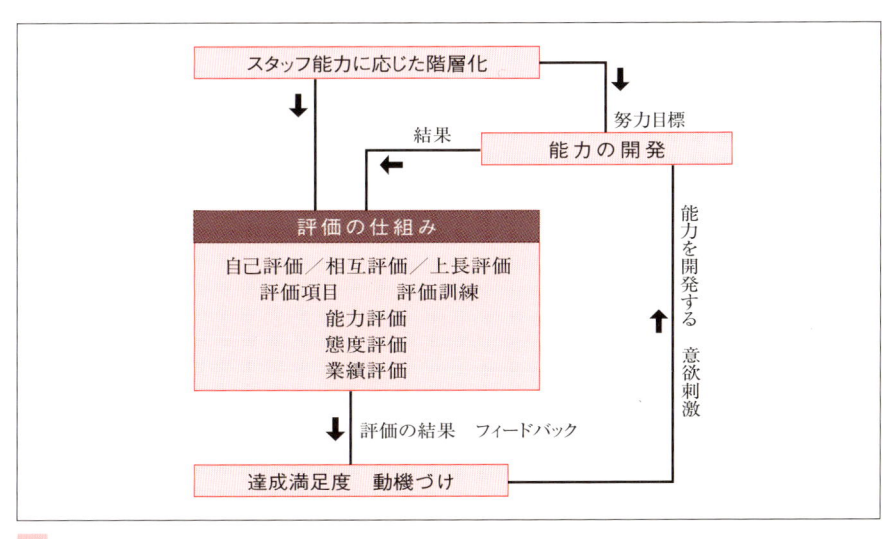

図1　自己動機づけによって満足度を高める。

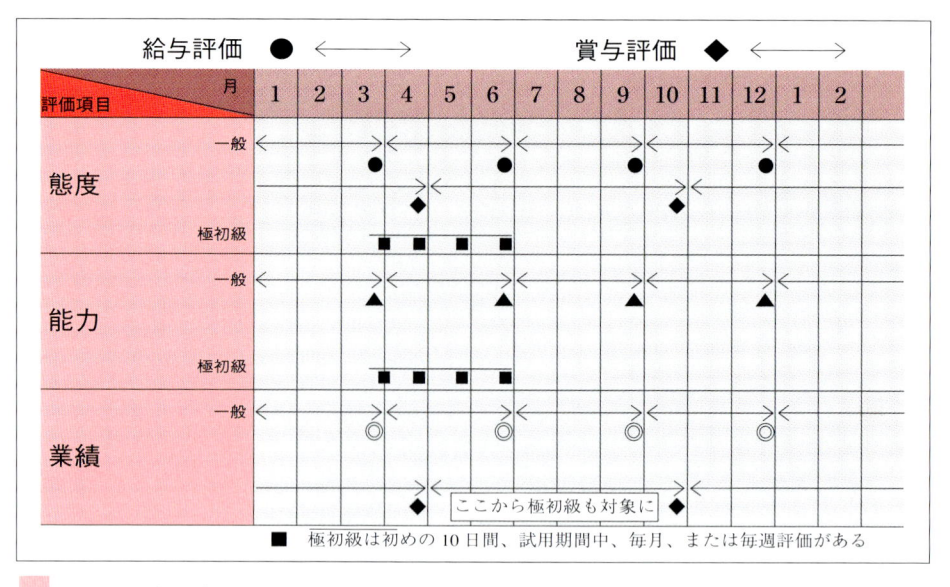

図2　評価の実施時期と対象期間。

　評価、動機づけによって能力開発につなげ、また結果を評価するというサイクルが遅滞なく行われることによって、スタッフが生き生きと働けるような環境や条件を整備したいものです。
　評価の実施時期と対象期間は、図2のように考えられます。
　勤務し始めて間もない新人に対しては、3月から6月の3ヵ月の使用期間中、初期教育の計画に従って毎週または毎月評価し、早く慣れてもらう必要があります。
　一般には、3ヵ月ごとに、賞与に対しては、半月ごとの評価と面談が妥当でしょう。

2．仕事始めの情報、仕事が終わった情報

　仕事を始めるにあたり、図3のように自発性と強制の度合いから見ると、指示・命令、依頼、相談、募集、暗示の5段階があります。
1）命令型は、命令する、指示する、言いつけるであり、
　内容についての全ての責任は、命令した院長が負うのが原則です。
　スタッフは、自分の判断を加えたり提案したりすることは許されず、指示、命令されたとおりに実施するだけです。
2）依頼型は、依頼する、頼むであり、
　内容について、いくらかの責任を、院長からスタッフへ分担することになります。
　スタッフには、自分の意見や提案をある程度いかせる自由度が認められます。
3）相談型は、相談する、はかる、持ちかけるであり、
　院長とスタッフとがほぼ同一の立場で相談し合います。

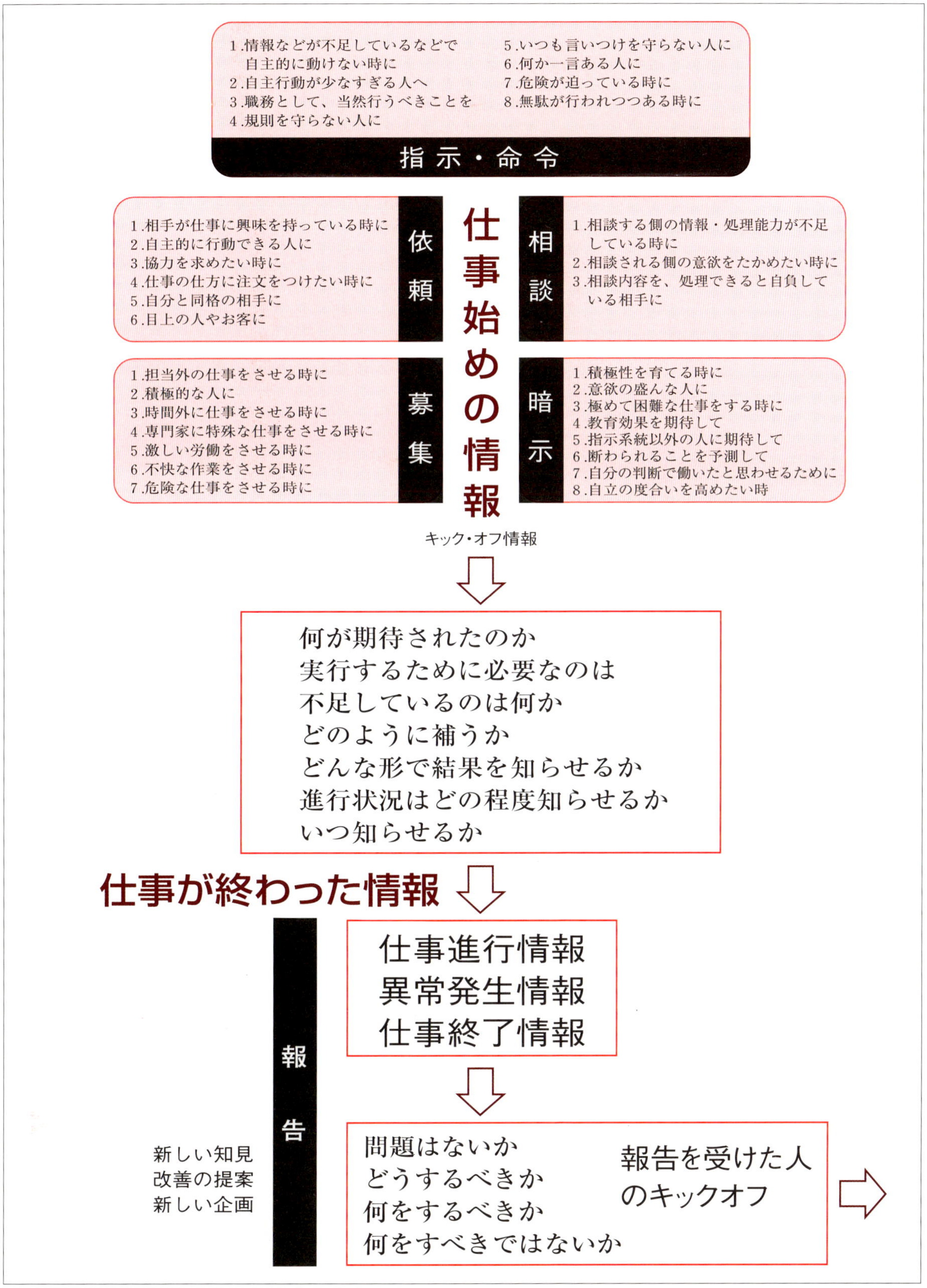

指示・命令

1. 情報などが不足しているなどで自主的に動けない時に
2. 自主行動が少なすぎる人へ
3. 職務として、当然行うべきことを
4. 規則を守らない人に
5. いつも言いつけを守らない人に
6. 何か一言ある人に
7. 危険が迫っている時に
8. 無駄が行われつつある時に

依頼

1. 相手が仕事に興味を持っている時に
2. 自主的に行動できる人に
3. 協力を求めたい時に
4. 仕事の仕方に注文をつけたい時に
5. 自分と同格の相手に
6. 目上の人やお客に

相談

1. 相談する側の情報・処理能力が不足している時に
2. 相談される側の意欲をたかめたい時に
3. 相談内容を、処理できると自負している相手に

募集

1. 担当外の仕事をさせる時に
2. 積極的な人に
3. 時間外に仕事をさせる時に
4. 専門家に特殊な仕事をさせる時に
5. 激しい労働をさせる時に
6. 不快な作業をさせる時に
7. 危険な仕事をさせる時に

暗示

1. 積極性を育てる時に
2. 意欲の盛んな人に
3. 極めて困難な仕事をする時に
4. 教育効果を期待して
5. 指示系統以外の人に期待して
6. 断わられることを予測して
7. 自分の判断で働いたと思わせるために
8. 自立の度合いを高めたい時

仕事始めの情報

キック・オフ情報 ⇩

- 何が期待されたのか
- 実行するために必要なのは
- 不足しているのは何か
- どのように補うか
- どんな形で結果を知らせるか
- 進行状況はどの程度知らせるか
- いつ知らせるか

仕事が終わった情報 ⇩

報告

- 仕事進行情報
- 異常発生情報
- 仕事終了情報

⇩

- 問題はないか
- どうするべきか
- 何をするべきか
- 何をすべきではないか

新しい知見
改善の提案
新しい企画

報告を受けた人のキックオフ ⇨

図3　仕事始めの情報、仕事が終わった情報。　　　（アスノ経営管理社資料より引用）

当然スタッフは、自分の意見をどんどん出すことができます。

4）募集型は、募るであり、

内容についての全ての責任は院長にあります。必要があれば、陣頭に立ったり、援助を与えたりします。スタッフはいったん引き受けると、指示・命令を受けたことと同じです。

5）暗示型は、暗示する、ほのめかすであり、

内容についてはほぼ100％近く、スタッフが全ての責任を負うことになります。

ただし、院長のこまやかな観察は当然のことです。

仕事を始めるにあたり、その時々の必要性に応じて以上の5つを意識して使い分けることです。そして仕事が終わった際には基準に従って評価し、面談することになります。

3．成果＝知識×技能×条件×意欲

仕事に限らず、何かをしようとする際、以下の4つの要素がプラスでなければ成果を期待することはできません。

1）第1の要素は、知識です。

しようとすること、始めようとすることについて、知ッテイルか知ラナイかです。

もし知ッテイルのであれば、どの程度知ッテイルのか、必要な知識量＝情報量があるのか、もし不足しているとすれば、どの部分がどの程度足りないのか、どのようにして不足部分を補うか考えます。

2）第2の要素は、技能です。

頭でわかっているだけでは何も解決できませんし、何もできません。知ッテイルことを実現させるための動き・行動・作業が必要です。

知ッテイルことを、現実化する腕が技術であり、能力であり、それらを合わせて技能と呼びます。

知識情報を十分持っていても、それらを現実化する技能が不足しているために上手くいかないことはよく見られます。

3）第3の要素は、条件です。

仕事をする際に、時間がない、道具がない、体制が整っていない、予算がない、などの条件が満たされていないと成果は上がりません。

4）第4の要素は、意欲です。

知識があり、技術が備わり、できる条件が揃っていても、やる気がなければ実現されません。本人のヤロウという意欲が旺盛であれば、知識や技能が多少不十分であっても、ある程度の成果を上げることができます。したがって、下のようにも書き変えることができます。

成果＝知ッテイル×デキル×ヤレル×ヤル

（知ラナイ×デキナイ×ヤレナイ×ヤラナイ）

「ある」と言えるのはどの部分なのか、現在不足しているのはどの要素なのか、期待されている役割や上げるべき成果と現状を、スタッフにも照合させ、現状を認識してもらいます。

4．やる気にさせるには

どのようなことでやる気がでるかについては、3-1-2の「成長欲求・存在欲求を満足させる職場づくり」をもう一度見直してみてください。

やる気をなくす要因の第一位は、低い評価であり、順に上司との関係、組織の方針や目標、給与、配置、昇進、同僚との関係、福利厚生となっています（日本生産性本部）。

やる気を起こす要因の第一位は、仕事への参画であり、続いて責任・権限、自分の仕事、達成、自己成長、自分の会社、余暇となっています。

周囲から期待され、仕事を任せられて達成の満足感を得、自分が成長していく過程が、スタッフの充実、成長には不可欠と理解されます。

5．目標設定のポイント

1）成長の段階には、次の5つのことが大切です。
　①知る→わかる→できる→やり続ける。
　②与えられた仕事を完全にこなす「信頼される人へ」。
　③まず一つ一つを確実に実行し、その上で自分の得意分野を伸ばす。
　④現実から逃げないこと、挑戦すること。
　⑤「楽しいことをする」ではなく、「やるべきことを楽しむ」。
2）このようなことを考慮して、目標を設定するにあたり、次の要素について整理してください。
　①重点化：何から始めるのか…優先順位づけ。
　②数量化：どれだけやるのか、どの程度やるのか…わかりやすさ。
　③達成方法：どうやってやるのか…具体策を提示。
　④計画化：いつまでにやるのか…期限をつける。
　⑤責任の所在：誰がやるのか…本人と指導者。
　⑥課題の数：忘れない工夫…多くても3つまで、確認。
　⑦評価：記録、方法、時期…チェック＆フォローで新たな目標を。
　⑧目標値：頑張ればやり遂げられる…最初は80％位から力を徐々に発揮して120％を目標。
　⑨到達点：大きすぎる目標は小さな段階にわける…長期目標、短期目標。
　⑩宣言：自分で決定…皆の前で目標を確認し、図や表に。

6．行動変革

行動を変えるには、図4のようにステップがあります。

理解させ、気づかせることがもっとも重要で、向上しようという意欲を刺激し、本人に決断させることが大事です。この段階まで進めば、後は指導者の後押しだけです。

改善活動には、次の5段階があります。

1）第1段階‥改善を必要とする仕事をさがす
　・問題意識を持つ。
　・方針目標を認識する。
　・不具合いを把握して、問題点を出す。
　・期間比較を行い、問題点を出す。
　・期待水準と比較して問題点を出す。
　・自由な立場から問題点を出す。
　・チェックリストから問題点を出す。
　・問題点を列記する。

2）第2段階‥現在のやり方を分析する
　・方針目標を確認する。
　・問題点を分類整理する。
　・重要な要因を選ぶ。
　・取り組みやすさを検討する。
　・最適な条件を検討する。
　・達成目標を決める。

3）第3段階‥解析し、再検討する

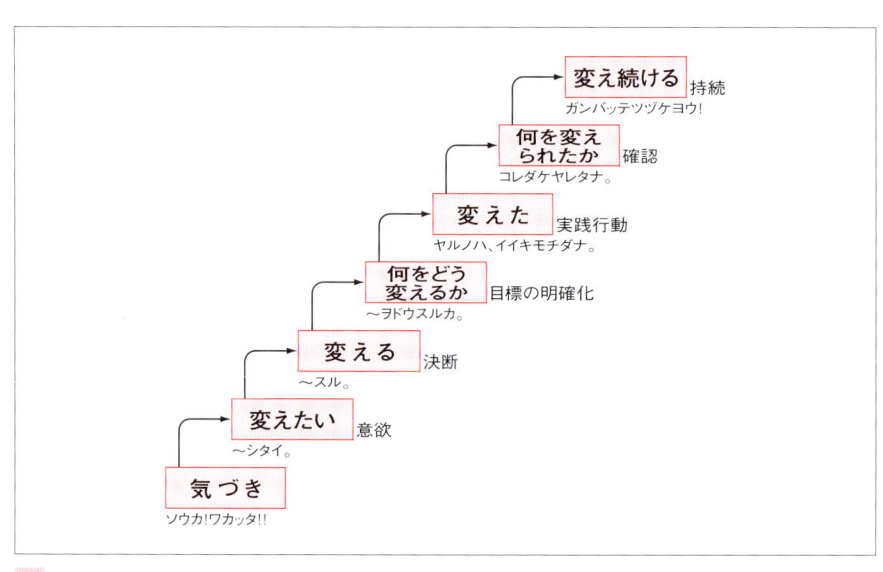

図4　行動変革モデル。　　　　　　　　　　　（アスノ経営管理社資料より引用）

- なぜ必要なのか。
- 目的は何か。
- どこでするのか。
- いくらでやればよいのか。
- どの程度すればよいのか。
- いつすればよいのか。
- 誰と誰が協力するのか。
- どのような方法でするのか。

4）第4段階‥改善案をつくる
- 不必要なところを除く。
- 一緒にできるところは一緒にする。
- 仕事の順序を変えてみる。
- できるだけ簡単にしてみる。
- 担当者と十分話し合い、検討し、図表化も考える。
- 技術的に問題ないか、規則に反してないか調べる。

5）第5段階‥実施し、確認する
- 改善案どおり実施する。
- 改善実施の資料をとる。
- 改善結果をまとめる。
- 目標と実績を比較する。
- 投入した時間、費用をつかむ。
- 改善活動を発表する。
- 次の改善活動について考える。

7．個別面談を成功させるために

1）平素からの心がけ

　診療所を効率よく機能させていくには、日頃からスタッフと信頼関係を維持していることが大切です。
- スタッフの成長を喜ぶ気持ちを持って対応している。
- 医療概念や診療方針を伝え続けている。
- 働き甲斐のある職場づくりを常に意識して、環境を充実している。
- 思いやりのある正しい話し方をしている。
- 熱心に聞いてもらえるよう問題意識を持ち、聞かせる工夫をしている。
- 相手を見つめ、その反応を絶えず確かめながら話している。
- 上手くかみ合わない時は、日時を代えて面談する。

2）理解してもらえない要因と対策

（1）相手側の原因
- 他のことを考えている←うながす、声のメリハリ、別の機会に。
- そのことをすでに知っている←簡単に確認する、さらに深い意味を伝え

る。
- ・理解できない←わかりやすく、納得いくように。
- ・くどい話に飽き飽きしている←話し方の工夫、内容の掘り下げ。
- ・不愉快な気分←説明の仕方の工夫、別の機会に。

（2）指導者側の原因
- ・説明内容がよくない←事前の検討を十分に。
- ・説明、話し方がよくない←勉強不足、親身になって考える。
- ・面談の態度がよくない←礼儀を守る。
- ・無視または嫌われている←力をつける、悪感情を除く努力を。

3）評価時期途中の面談も考える

　いつもスケジュールどおりに進行するとはかぎりません。評価時期の途中でも必要があれば、親しく話し合う機会が必要となります。

（1）中途面談が必要な時
- ・指示・指導した仕事が長期間かかりそうな時。
- ・実施途中で予期しない事態が発生した時。
- ・予想した以上に難しい仕事である時。
- ・前もって途中で面談の必要性が予測される時。
- ・スタッフから途中での面談が求められた時。

（2）中途面談の注意
- ・報告はできるだけ多く、頻繁に行わせる。
- ・指導者からは多くを求めない。
- ・良くない兆候、ミス、エラーが見受けられる時は、早めに行う。
- ・中途の面談であることを伝える。
- ・予定どおり進行していないような場合は、特に正直にしかも正確に行う。
- ・長期間にわたる仕事では、計画や予定に対してどのようになっているか整理する。
- ・予定とのズレが大きい場合や異状事態などの場合は、報告を受けるとともに、今後の対策や指示を的確に行う。

　　できたことを喜び、不十分なところを自分で学ぶ意識を育てることが重要です。できたものは褒めて昇給・昇格へ、不十分なところは励まして成長させる、または冷静に減給・降格することが、このシステムのポイントです。

若い働き手が減少する時代に働きがいのある、魅力のある職場を提供する

　出生数の推移(1940年～1998年)でわかるように、1973年の第2次ベビーブームに生まれた人たちが26歳になろうとしています。それ以降は出生数が減り続け、1998年に生まれたのは112万人で、この数字は1948年の出生数、270万人の41.5％にまで減少しています。人口数を維持できる合計特殊出生率(1人の女性が生涯に生む子どもの数)は2.1％ぐらいといわれていますから、1974年あたりから人口減少のゾーンに入っていたことになります。すでに四分の一世紀もの間、人口減少の傾向が続いており、増加の兆しは見えていません。2100年には人口が半減すると予測されています(図1～3)。

　近隣の保育園や幼稚園が規模を縮小し、小学校や中学校の統廃合が行われるなどの変化が起き続けています。また専門学校や歴史の浅い大学でも定員割れが発生しており、やがては学生吸引力のないところから順に、半分近くまでが新しいサービスを開発しない限り、廃校になる運命にあります。

働きがいのある、魅力のある職場を提供できなければ選ばれなくなる

　少子化の結果は、歯科診療所にも及んでおり、すでに小児患者が減り、若い患者さんたちを見かけなくなっている歯科診療所もあります。総人口の増加は2004年から2011年ころがピークだということですから、患者数の減少が目立ってくるのはもう少し後になります。しかし、若い働き手は年ごとに確実に減少していきます。働きがいのある、魅力のある職場を提供できない歯科診療所は、選ばれなくなります。若い働き手から見放された歯科診療所のその後がどうなるのかは、容易に推測できるはずです。

若年労働者が減少する時代に有効な働きがいをつくり、経営を安定させる　歯科チーム医療

　若年労働者がまず減り、やがて総人口が減りはじめる時代にも、医療スタッフにとって働きがいがあることは明らかで、そのような仕組みが公表されている歯科診療所には、働きがいを求める医療スタッフが定着します。

　快く働きたい、快く生きたいという人間の基本的な欲求に応える仕組みで運営される歯科診療所では、患者さんや家族とのふれあいも、自然に快く行われます。

　医療スタッフの働きがいをつくり、経営を安定させる歯科チーム医療の運

付録

営術、ノウハウは、快くふれあい、快く働き、快く生きたいという人間の基本的な欲求に応える歯科診療所の経営の仕組みであり、ノウハウです。

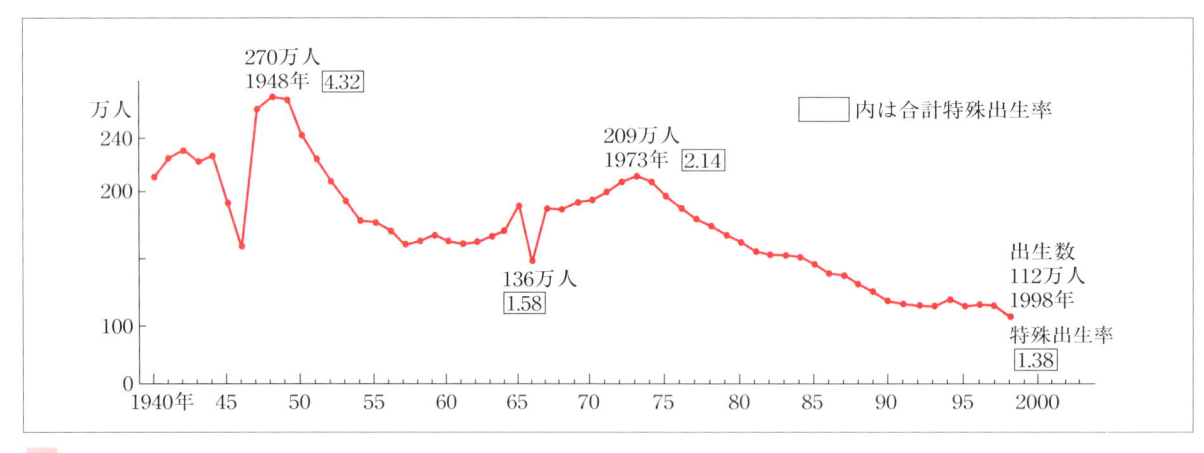

図1 出生数の推移。　厚生省大臣官房統計情報部「人口動態統計」各年半から作表。

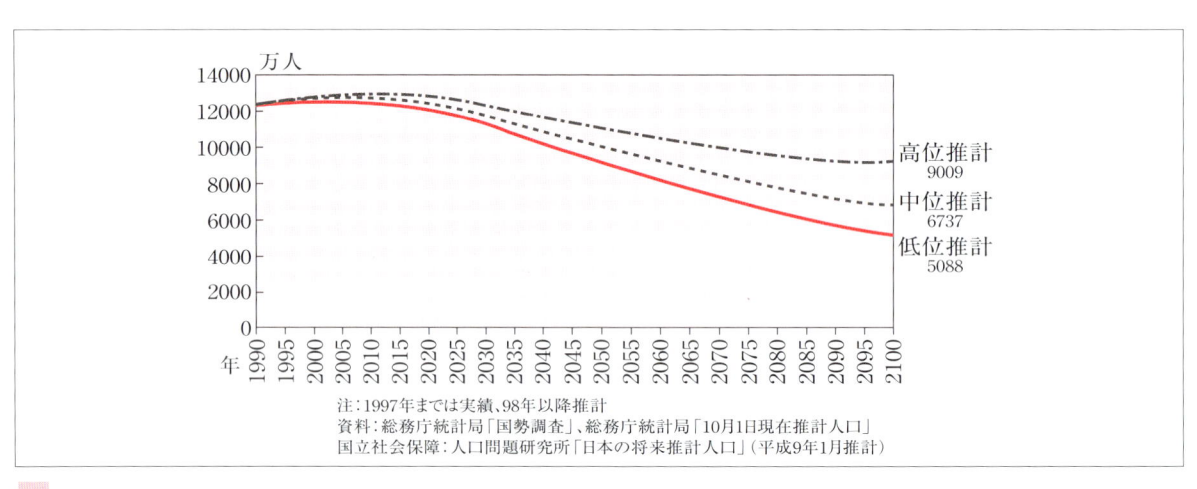

図2 人口の推移予測。

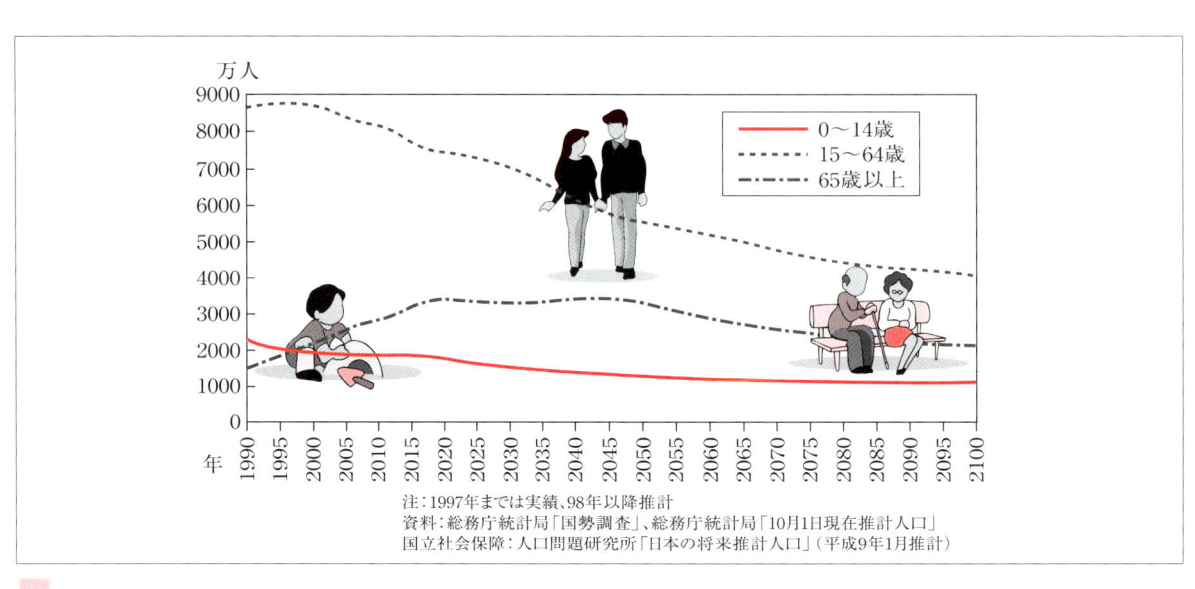

図3 年齢3区分総人口の推移予測。

若い働き手が減少する時代に働きがいのある、魅力のある職場を提供する

身のまわりを見ると、さまざまな分野で実に便利に快適に暮らせる仕組みが進展しています。24時間営業のコンビニエンスストアが全国に3万5千店もあるそうで、一時期の雑貨店の数を超えて普及しています。

街の中を見まわしても、快適な施設がどんどん増えています。公的な施設も、私的な施設もともに快適になり、私たち歯科診療所もより快適に、より便利という世の中の潮流に合わせざるを得なくなってきています。

アメニティ＆コンビニエンス　便利さと快適さ

より便利に、より快適にという要求は、生活水準の高まりと共に顕著になってきており、次のような形で現れています。

①待たされるのは嫌だ。	予約で診てほしい。
②いつでも診てほしい。	土日・深夜・早朝に診てほしい。
③電話相談を受け付けてほしい。	受診する前に相談したい。
④往診をしてほしい。	自宅にきてほしい。
⑤駐車しやすい診療所がいい。	遠くても止めやすいところ、近いところが選ばれる。

患者さんの要求に応えるという形で、あるいは医療スタッフの要望から診療所の内外にもこまごまとした気づかいがなされています。その根底にあるのがこれらアメニティとコンビニエンスの欲求です。

より豊かに　より自分らしく　Quality of Life（図1）

「より豊かに」「より自分らしく」という欲求は、第一次オイルショックの後あたりから顕著になり、今や大きな潮流になっていて、対応を間違えると社会から期待されなくなる可能性が強くなってきています。

便利さと快適さに対する欲求はどの人にも共通のことが多いので、たいていは施設や設備や運営の仕組みなど、全体を対象にした対策をとることができます。

これに対して、「便利さ」「快適さ」よりも本質的な「より豊かに」「より自分らしく」という強い欲求は、その場その時によって異なり、より個別の欲求なので、個人別に対応することが必要になります。

人間らしい欲求に対応するという意味では、便利さと快適さの欲求に対応するよりも難しく、対応する人の行動特性や価値観および相手の行動特性や

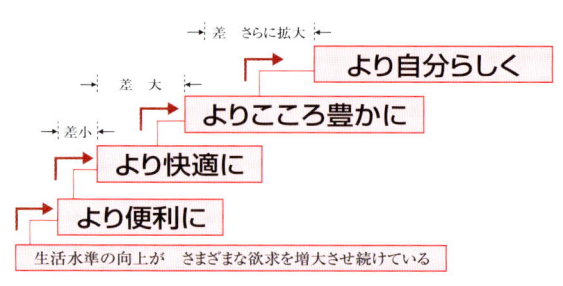

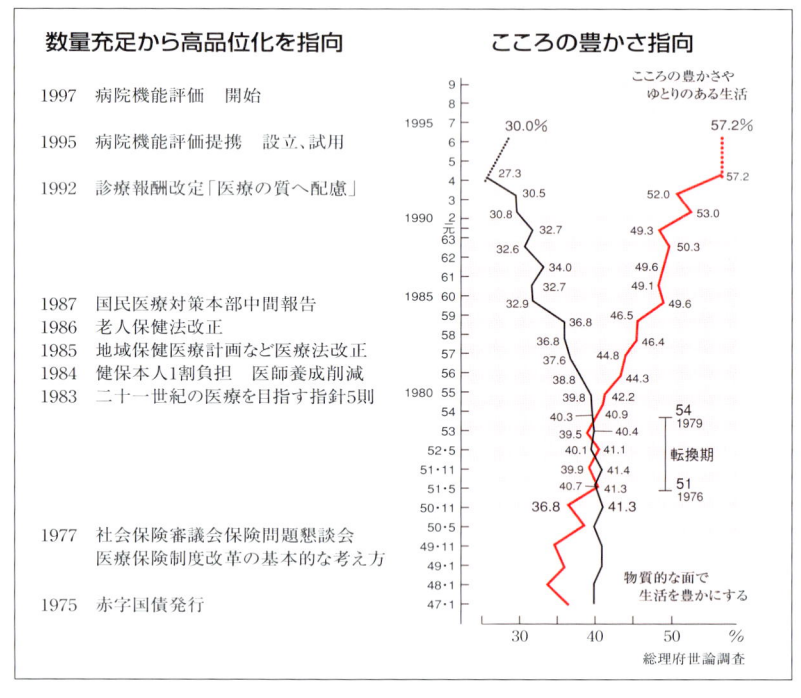

図1　個人の欲求段階。

価値観が、対応の仕方や対応の結果を左右します。

　患者さんにも、医療スタッフにも、またあなたやあなたの家族にも、さまざまな欲求があり、いずれにも個別に対応することが必要です。

患者さんの権利でなら

いつも自分らしくありたい。	人格を尊重してもらう権利
自分のことは自分で知っておきたい。	知る権利
自分のことだから自分で選びたい。	自分で選ぶ権利
自分のことだから自分で決めたい。	自分で決める権利
自分のことだから、他人には見られたくない、知られたくない。	私生活と機密保護の権利

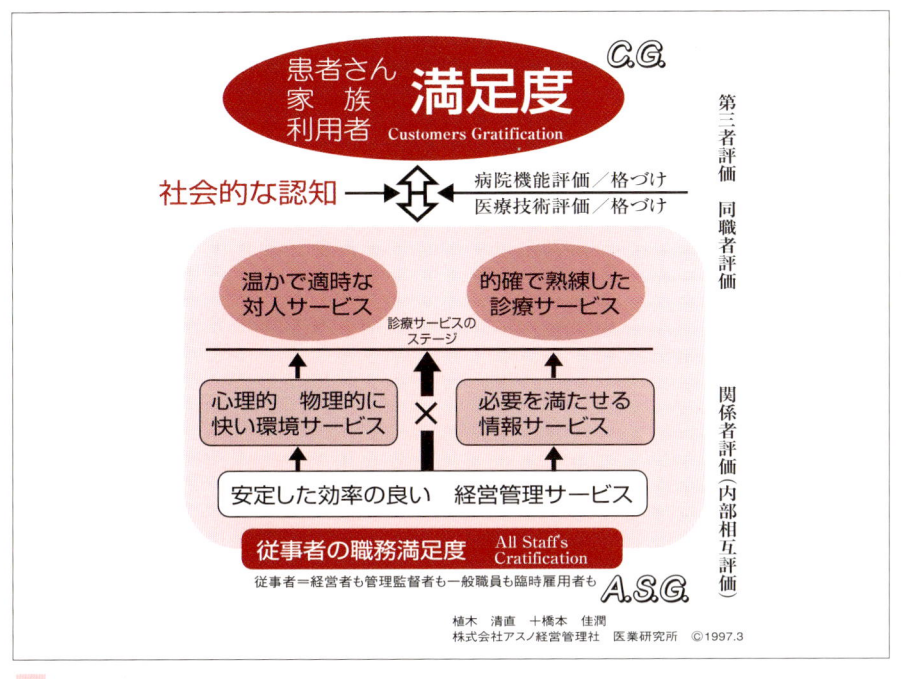

図2　質の高い医療サービスの構成。

働く人たちでなら

自分の時間は、拘束されずに、自由に使いたい。

有給休暇は、自分自身のために、有効に使いたい。

自分のすることは、可能な範囲で、自分で決めさせてもらいたい。

この仕事が、自分にとって働きがいのあることを大いに期待している。

より豊かに、より自分らしくという欲求に応えれば医療スタッフの満足度は高まり、顧客満足度を高く維持できる（図2）

満足度の高い医療スタッフたちの快く働く感情はそのまま、行動に現れます。その行動の快さが、対応する相手、同僚、先輩、顧客など、その時々の相手の快さを誘発します。その結果、職務満足度はさらに高まり、顧客満足度もより高く維持されるのです。

①医療サービス従事者の満足度⇒顧客の満足度の維持

②顧客の目で医療サービスを評価するという視点

ここにも、医療スタッフの働きがいをつくり、経営を安定させる歯科チーム医療の人間性を重視する経営ノウハウが生きているのです。

著者略歴

●高津　茂樹(たかつ　しげき)
　神奈川県・高津歯科医院院長。昭和38年、日本大学歯学部卒業。昭和41年、横浜市にて開業。現在に至る。昭和41年より日本歯科医療管理学会会員、現在、専務理事。主な著書として『入れ歯とのつきあい方』(わかば出版・共著)、『患者さんを迎えてから見送るまで』(日本歯科評論社・共著)、『診療室が変わる本』、『スタッフが変わる本・第1巻』、『スタッフが変わる本・第2巻』(クインテッセンス出版・共著)などがある。

●植木　清直(うえき　きよなお)
　㈱アスノ経営管理社・医業経営コンサルタント。昭和32年、日本大学新聞学科卒業。昭和43年、日本コンサルタントグループ入社。昭和46年、アスノ経営管理社、医業研究所を創業。昭和51年、㈱アスノ経営管理社・代表取締役に就任。現在に至る。昭和62年、快く生きる人間学：交流分析とその関連領域での研究活動集団アカデミアTAを創設、経営委員。現在、日本歯科医療管理学会理事、日本交流分析学会評議員、同学会認定研修スーパーバイザー。主な著書として、『病医院経営ワンポイント集』(ミクス・共著)、『医療再編成時代の医療経営システム』、『病院拡充・体質強化戦略』、『病院の将来』、『老人病院のゆくえ』(矢野経済研究所・共著)、『診療室が変わる本』、『スタッフが変わる本・第1巻』、『スタッフが変わる本・第2巻』(クインテッセンス出版・共著)などがある。平成11年12月、本書執筆中に急逝。

●橋本　佳潤(はしもと　よしじゅん)
　千葉県・一橋歯科クリニック院長。昭和44年東京歯科大学卒業。昭和48年同大学院修了。歯学博士。昭和51年千葉市にて開業。現在に至る。昭和55～62年、東京歯科大学非常勤講師。昭和62～現在、昭和大学歯学部兼任講師、日本歯科医療管理学会常任理事。主な著書として、『診療室が変わる本』、『スタッフが変わる本・第1巻』、『スタッフが変わる本・第2巻』(クインテッセンス出版・共著)、『歯科医院経営・こうすりゃよかった』(デンタルダイヤモンド社・共著)などがある。

●伊東　昌俊(いとう　まさとし)
　神奈川県・伊東歯科医院院長。昭和56年、神奈川歯科大学卒業。歯学博士。昭和60年、横浜市にて開業。現在に至る。昭和56年より、日本歯科医療管理学会会員、現在理事。

●高田　晴彦(たかだ　はるひこ)
　神奈川県・高田歯科医院院長。昭和52年、神奈川歯科大学卒業。昭和54年、横浜市にて開業、現在に至る。昭和63年より日本歯科医療管理学会会員、現在、理事。主な著書として、『入れ歯とのつきあい方』(わかば出版・共著)、『痛くない総義歯の臨床』(CG友の会・共著)、『無歯顎臨床・技をぬすむ』『歯科医院経営・こうすりゃよかった』(デンタルダイヤモンド社・共著)、『これからの歯科医院経営を考える』(第一歯科出版・共著)、『在宅医療のマネジメントと実践のノウハウ』(メディカルコア・共著)、『診療室が変わる本』、『スタッフが変わる本・第1巻』、『スタッフが変わる本・第2巻』(クインテッセンス出版・共著)などがある。

●片山　繁樹(かたやま　しげき)
　神奈川県・片山歯科医院院長。昭和57年、東京医科歯科大学卒業。昭和57年、昭和大学歯学部第3補綴学教室入局、昭和63年同大講師。昭和63年、横浜市にて開業。現在に至る。現在、日本歯科医療管理学会評議員、日本補綴歯科学会認定医、昭和大学歯学部第三補綴学教室兼任講師、新横浜歯科衛生士学院講師。主な著書として、『診療室が変わる本』、『スタッフが変わる本・第1巻』、『スタッフが変わる本・第2巻』(クインテッセンス出版・共著)がある。

●近藤　いさを(こんどう　いさを)
　日本大学松戸歯学部付属歯科病院歯科衛生士主任。昭和35年、日本大学歯科衛生士学校卒業。昭和36年、日本大学歯学部勤務、歯科衛生士学校講師。昭和48年日本大学松戸歯学部勤務。昭和49年同大学付属歯科衛生専門学校教務主任。平成8年同大学付属歯科病院、歯科衛生士主任。現在に至る。現在、日本歯科医療管理学会理事、日本口腔衛生学会評議員、介護支援専門員指導者。主な著書として、『「健康」ライフワーク論生涯健康教育のすすめ』(垣内出版・共著)、『新歯ブラシ事典』(学建書院・共著)、『歯科衛生士教本・歯科臨床概論診療補助』、『新歯科衛生士教本・歯科予防処置』(医歯薬出版・共著)などがある。

●中山　博子(なかやま　ひろこ)
　国立感染症研究所口腔科学部非常勤勤務。昭和47年、東京歯科大学歯科衛生士学校(現東京歯科大学歯科衛生士専門学校)卒業。昭和47年、開業医勤務。昭和49年、協和銀行(現あさひ銀行)本店歯科室勤務。昭和60年、東京医療専門学校歯科衛生士科勤務。平成8年、国立感染症研究所口腔科学部非常勤勤務。平成11年、介護支援専門員。現在に至る。現在、日本歯科医療管理学会評議員、東京歯科衛生専門学校非常勤講師。